LEÇONS

SUR

LE STRABISME

LES PARALYSIES OCULAIRES

LE NYSTAGMUS, LE BLÉPHAROSPASME, ETC.

PARIS. — IMPRIMERIE DE E. MARTINET, RUE MIGNON, 2.

LEÇONS

SUR

LE STRABISME

LES PARALYSIES OCULAIRES

LE NYSTAGMUS, LE BLÉPHAROSPASME, ETC.

PROFESSÉES

PAR

F. PANAS

Chirurgien de Lariboisière
Professeur agrégé à la Faculté de médecine de Paris
Chargé du cours complémentaire d'ophthalmologie
Membre de la Société de chirurgie, etc.

RÉDIGÉES ET PUBLIÉES

PAR G. LOREY

Interne des hôpitaux de Paris

REVUES PAR LE PROFESSEUR

Avec 10 figures dans le texte

PARIS
ADRIEN DELAHAYE, LIBRAIRE-ÉDITEUR
PLACE DE L'ÉCOLE-DE-MÉDECINE

1873

LEÇONS

SUR LE

STRABISME

PREMIÈRE LEÇON

ANATOMIE DES MUSCLES DE L'OEIL. — LEUR PHYSIOLOGIE

Étude du strabisme. — Son importance.
Anatomie des muscles de l'œil. — Muscles droits. — Muscles obliques.
Capsule de Ténon. — Gaînes qu'elle fournit aux muscles. — Ses ailerons palpébraux. — Son rôle anatomique et physiologique.

MESSIEURS,

L'étude du strabisme et des paralysies oculaires n'est pas moins intéressante que celle des affections de la rétine, de la choroïde et de l'iris, et les lésions des muscles de l'œil doivent être aussi bien connues par les médecins et les chirurgiens que par les spécialistes.

Les maladies cérébrales, en effet, se révèlent souvent par une paralysie des muscles de l'œil, et la syphilis, à sa période tertiaire, ne s'attaque que trop souvent à la troisième et à la sixième paire des nerfs crâniens, ainsi que l'ont démontré surabondamment les statistiques dressées par de Graefe.

Tous les praticiens doivent donc parfaitement connaître la question qui va nous occuper ; mais, avant de l'aborder, permettez-moi de vous exposer brièvement l'anatomie et la physiologie des muscles de l'œil.

Leur étude vous est aujourd'hui facile, grâce aux travaux modernes, et plus heureux que vos devanciers, vous pouvez apprécier d'une façon positive et certaine leur rôle physiologique.

ANATOMIE ET PHYSIOLOGIE DES MUSCLES DE L'OEIL.

Les muscles du globe oculaire sont au nombre de six : quatre muscles droits ; deux muscles obliques qu'on distingue en grand oblique ou oblique supérieur et petit oblique ou oblique inférieur. Il y a encore un septième muscle, le releveur de la paupière supérieure; il n'appartient pas en propre, il est vrai, au groupe des muscles de l'œil ; mais il est inervé, vous le savez, par un des filets de la troisième paire, et, dès lors, vous comprenez comment son histoire pathologique se rattache à celle des autres muscles du globe oculaire. Enfin, l'orbiculaire des paupières, bien qu'appartenant aux muscles du masque facial, devra être aussi étudié, eu égard au rôle important qu'il joue pour l'intégrité et les fonctions du globe de l'œil.

Si vous vous représentez la circonférence de la cornée faisant relief sur celle de la sclérotique, vous constatez que les insertions antérieures des quatre muscles droits sont groupées autour de la circonférence cornéale sur des points invariables qu'il importe de bien connaître pour pratiquer l'opération du strabisme. Le muscle droit interne sur lequel la section, dans la strabotomie, porte le plus souvent, n'est distant de la cornée que de cinq millimètres. — Le droit inférieur de six. — Le droit externe de six et demi. — Le droit supérieur de sept environ.

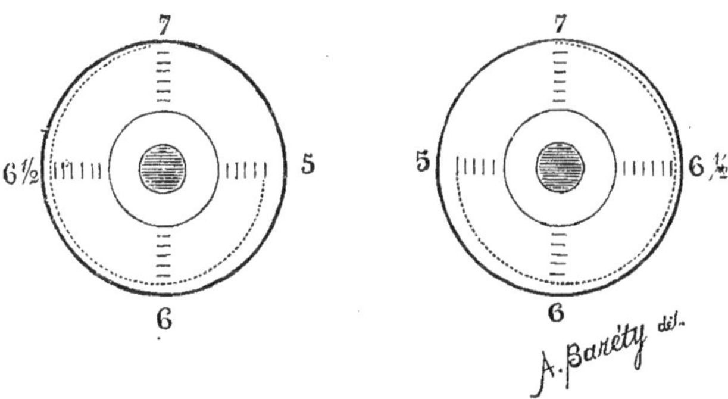

Cette figure est destinée à montrer la ligne spirale d'insertion suivant laquelle les muscles droits de l'œil se fixent sur la sclérotique. Les chiffres 5, 6, 6 1/2 et 7 représentent en millimètres la distance qui sépare leur insertion scléroticale de la circonférence de la cornée.

L'insertion scléroticale des muscles droits ne se fait donc pas sur une ligne parallèle à la grande circonférence de la cornée, mais sur une ligne spirale qui part du muscle droit interne, à cinq millimètres de cette circonférence, et qui aboutit au droit supérieur distant de sept.

Au point de vue pratique, nous pouvons dire que l'insertion antérieure des muscles droits est située, en moyenne, à six millimètres de la circonférence cornéale.

Traçons maintenant sur la cornée un axe transversal et un axe vertical; nous constatons que les tendons des muscles droits correspondent aux extrémités de ces axes.

Le plan horizontal qui coupe le globe oculaire en deux moitiés présente à ses deux extrémités : en dedans, l'insertion du droit interne; en dehors, celle du droit externe; et de plus la totalité de ces muscles se trouve comprise dans ce plan.

Aux deux extrémités du plan vertical, nous trouvons l'insertion des muscles droits supérieur et inférieur; mais si nous prolongeons ce plan vertical jusqu'au fond de l'œil, nous voyons que ces muscles se dévient en dedans du méridien vertical pour gagner l'anneau de Zinn, où ils prennent leur point d'insertion fixe. — Le plan dans lequel sont compris ces deux muscles coupe l'axe vertical sous un angle de 20 degrés.

Quant aux deux muscles obliques, l'oblique supérieur ou grand oblique, parti du sommet de l'orbite, se porte aussitôt en avant vers la partie interne de l'arcade orbitaire : à ce niveau, il se réfléchit sur une petite poulie de renvoi, se dirige ensuite en arrière, en dehors et en bas, et vient s'insérer à la partie externe de l'hémisphère postérieur du globe, en arrière de l'équateur oculaire.

L'oblique supérieur, vous le voyez, se compose d'une portion directe et d'une portion réfléchie. Il doit, par le fait même de cette disposition anatomique, porter, en se contractant, son point d'insertion mobile vers son point de réflexion. — Le plan de cette portion réfléchie, qui seule nous intéresse, coupe les méridiens cardinaux vertical et horizontal de l'œil sous un angle de 55 degrés pour le premier et de 35 degrés pour le second. Il en est de même du petit oblique dont il nous reste à parler. Ajoutons que lorsque l'axe optique se dirige vers l'horizon, le centre de l'œil demeure en dehors de ce plan; que dans l'adduction, il s'en rapproche, tandis qu'il s'en écarte dans l'abduction, mais que, dans aucun cas, le plan musculaire ne passe en dehors de ce centre, sans quoi ces muscles pourraient jouer, par moment, le rôle d'adducteurs, ce qui n'a jamais lieu.

L'oblique inférieur ou petit oblique, large et court, part du plancher de l'orbite, entoure la demi-circonférence inférieure de l'œil, se dirige en arrière, en dehors et en haut, et vient se fixer sur la surface externe et postérieure du globe oculaire, au-dessous du tendon de l'oblique supérieur.

Les deux obliques forment donc une anse musculaire à peu près complète qui embrasse le quart postérieur et externe de l'œil. C'est cette disposition qui a fait croire à Bonnet (de Lyon) que ces muscles jouaient un rôle dans l'accommodation ; malheureusement pour la théorie de Bonnet, la synergie des muscles obliques n'a jamais existé, l'oblique supérieur étant l'antagoniste de l'inférieur, et *vice versa.*

Tous ces muscles droits et obliques, que nous venons d'étudier, ne sont pas libres et isolés autour du globe oculaire. Ils sont maintenus sur place par les gaînes fibro-celluleuses que leur fournit l'aponévrose oculo-palpébrale, véritable capsule fibreuse qui reçoit l'œil dans sa concavité, en même temps qu'elle le sépare des parties molles situées en arrière, dans le fond de la cavité orbitaire.

Pour faire la préparation de cette aponévrose sur le cadavre et pour apprécier sa disposition, on doit détacher avec soin la conjonctive oculaire, en refoulant de tous cotés le tissu cellulaire sous-jacent. Puis on attire le globe oculaire en avant; l'insertion scléroticale des muscles droits apparaît, on la coupe, et cette section permet d'attirer davantage l'œil en dehors. On atteint bientôt le grand et le petit oblique, on sectionne le nerf optique en rasant le globe oculaire, et l'œil, complétement détaché, s'échappe de la cavité orbitaire; c'est alors qu'apparaît la capsule oculo-palpébrale, la coque fibreuse qui le contient et qui masque complétement toutes les parties molles profondes de l'orbite.

Cette aponévrose oculo-palpébrale a été bien vue et bien décrite par Ténon. La description qu'il en donna, simple et vraie, a été trop oubliée pour que je ne la rappelle point à votre souvenir.

Ténon a parfaitement démontré que l'œil n'était point contenu dans la boîte osseuse de l'orbite, mais dans une capsule fibreuse spéciale qui l'isole de tous côtés des parties molles environnantes. Il montra que cette aponévrose présentait, à droite et à gauche, des prolongements fibreux qui allaient s'insérer sur les parois interne et externe de l'orbite et qu'elle envoyait, en outre, deux expansions ou ailerons : un pour la paupière supérieure, un autre pour l'inférieure.

En résumé, Ténon démontra que de l'aponévrose oculo-palpébrale partent quatre ailerons qui correspondent chacun à un des muscles droits. Il y a un aileron supérieur, un inférieur; un aileron interne, un externe.

Je vous le répète, la description de Ténon fut laissée dans l'oubli, et c'est à Malgaigne, le premier, que nous devons de l'avoir signalée dans son *Traité d'anatomie chirurgicale*.

D'autres anatomistes, parmi lesquels nous citerons Bonnet (de Lyon), s'en sont aussi occupés. Mais, à vrai dire, leurs descriptions n'ont ajouté rien de bien essentiel à ce que nous a enseigné Ténon.

Cet auteur ne s'est pas borné à constater la disposition anatomique de l'aponévrose oculo-palpébrale, mais il a compris aussi à quoi elle servait. Représentez-vous, en effet, le globe de l'œil dépourvu de la capsule fibreuse en question. Dans ces conditions, lorsqu'un des muscles droits se contracte il entraîne nécessairement le globe oculaire d'avant en arrière. Il l'attire au fond de l'orbite en le comprimant suivant son axe horizontal s'il s'agit d'un des muscles droits interne ou extérne, suivant son axe vertical si ce sont les muscles droits supérieur ou inférieur qui se sont contractés.

Si donc chaque muscle droit était libre de connexions avec l'aponévrose oculaire, en se contractant il attirerait nécessairement l'œil en arrière et, de plus, il l'aplatirait dans le sens de l'équateur. Il en résulterait une déformation du sphéroïde oculaire et, comme conséquence, un changement de son pouvoir de réfraction pour chaque position du regard. Ce sont les auteurs qui ne connaissaient pas la membrane de Ténon qui ont invoqué, en physiologie, cette disposition hypothétique des muscles droits pour expliquer l'accommodation et tous les troubles qu'elle pouvait présenter.

La vérité est que, grâce à l'aponévrose orbitaire, les muscles droits ne sont que des muscles réfléchis, prenant leur point fixe physiologique à l'endroit où ils traversent l'aponévrose oculo-palpébrale.

Prenons, si vous voulez, le muscle droit externe pour exemple. Son insertion fixe anatomique est sur l'anneau de Zinn. Mais son insertion physiologique est située sur la membrane de Ténon, au point même où il traverse cette aponévrose; or, dans ces conditions, quelle que soit sa force de contraction, le muscle ne peut en aucune façon porter le globe de l'œil en arrière. Il lui est absolument impossible de l'aplatir suivant son axe horizontal. Il attire simplement la pupille de son côté. Il est abducteur. — Et c'est ainsi que le droit interne sera adducteur, que le droit supérieur portera la pupille en haut et le droit inférieur en bas, parce que tous les muscles droits, à la manière du muscle grand oblique, n'agissent que comme des muscles réfléchis.

Mais revenons à la disposition de l'aponévrose oculo-palpébrale. Cette membrane offre, dans son ensemble, la forme d'un entonnoir ouvert en avant et qui s'étend depuis le pourtour de l'orbite jusqu'au nerf optique où elle se résout en tissu cellulaire fin et délié. — Par sa face interne, elle entoure la sclérotique de toutes parts, séparée d'elle par une couche de tissu lamineux (espèce de bourse séreuse rudimentaire) destiné à faciliter les mouvements du globe de l'œil autour de son centre.

De la face externe de l'aponévrose naissent six gaînes en grande partie celluleuses, qui entourent les quatre muscles droits et le petit oblique jusqu'à leur insertion fixe, tandis que celle du grand oblique s'arrête à la poulie, ou anneau fibreux de réflexion, avec laquelle elle est identifiée.

Au point où chaque muscle traverse l'aponévrose pour se fixer sur l'œil, cette membrane se laisse refouler en doigt de gant, d'où la formation d'autant de gaînes internes qu'il y a de muscles oculaires. — Ces gaînes sont denses, fibreuses, et accompagnent les tendons jusqu'à leur insertion à la sclérotique. J'ajouterai que celles des muscles droits se confondent entre elles par leurs bords de façon à constituer autour de la cornée une collerette fibreuse séparée de la conjonctive bulbaire par un tissu lamineux fin et très-adhérente à la sclérotique. Le tissu dit épiscléral ne serait, en réalité, que ce feuillet oculaire ou réfléchi, de l'aponévrose oculo-palpébrale ; aussi, est-ce dans son épaisseur que rampent les vaisseaux ciliaires antérieurs qui proviennent des troncs musculaires ou qui s'y rendent.

Nous avons dit précédemment que la base de l'entonnoir s'insérait en partie aux os de l'orbite et qu'elle se perdait, d'autre part, dans les paupières. Ce dernier point d'anatomie mérite que j'y insiste particulièrement.

L'aileron *externe* ou jugal se fixe solidement sur le pourtour de l'orbite, derrière le ligament palpébral externe ou commissural avec lequel il s'identifie.

L'aileron *interne* se fixe non au ligament palpébral interne, mais sur la crête de l'os unguis, derrière le sac lacrymal.

Les deux expansions palpébrales, supérieure et inférieure, n'ont, par contre, aucun rapport avec le squelette, mais se confondent dans l'épaisseur de chaque paupière avec le ligament large, dit suspenseur des tarses, qui peut être considéré comme une émanation du périoste du pourtour de l'orbite.

Lorsque les muscles droits supérieur et inférieur se contractent, l'expansion palpébrale de l'aponévrose se tend et la paupière se raccourcit d'autant, ce qui nous explique le mécanisme de l'élévation et du raccourcissement de ces voiles membraneux, qui accompagne nécessairement les mouvements correspondants du globe.

Rien de pareil, on le conçoit, ne peut arriver pour les muscles droits externe et interne, dont l'aileron aponévrotique respectif s'insère, comme nous l'avons vu, directement sur les os.

Telle est la description simple et vraie, pour avoir été faite d'après nature, de l'aponévrose oculo-palpébrale ; c'est véritablement vouloir l'embrouiller sans profit que d'y joindre le périoste orbitaire, comme faisant partie de cette membrane. Ce qui est certain, c'est que l'aponévrose de Ténon, d'un côté, et le périoste orbitaire, de l'autre, représentent une cavité fibreuse à peu près close, intermédiaire à l'œil et à l'orbite, et qui contient dans son intérieur les vaisseaux, les nerfs, les corps charnus des muscles avec leurs gaînes propres, enfin la glande lacrymale et le tissu graisseux abondant qui entoure l'œil et le nerf optique. — Toutefois, je vous le répète, la membrane de Ténon est entièrement celluleuse en arrière, et c'est à peine si elle mérite en ce point le nom d'aponévrose ; nouvelle preuve que cette membrane est bien différente du périoste orbitaire qui est franchement fibreux, quoique mince et facile à décoller de la surface de l'os. — Ajoutons pour mémoire qu'au niveau des fentes sphénoïdales et sphéno-maxillaires, on rencontre dans le périoste quelques fibres musculaires lisses.

Nous venons d'étudier l'anatomie des muscles de l'œil et de son aponévrose; dans notre prochaine conférence, nous verrons quel est leur véritable rôle physiologique. Mais avant de terminer aujourd'hui, laissez-moi vous dire que, quels que soient les mouvements de l'œil, ces mouvements ne peuvent se produire qu'autour de trois axes principaux : un axe vertical, un axe horizontal, un axe antéro-postérieur; et, pour les positions diagonales, autour d'axes secondaires intermédiaires aux précédents.

Grâce aux muscles droits et obliques, l'œil peut regarder en haut, en bas, en dehors, en dedans ; il peut se mouvoir dans les positions intermédiaires à ces quatre points cardinaux; mais il ne saurait faire d'autres mouvements.

Jamais l'œil ne peut s'enfoncer dans l'orbite, comme l'a

voulu Bonnet (de Lyon), parce que les muscles droits agissent comme des muscles réfléchis et ensuite parce que la contraction synergique de ces quatre muscles n'a jamais existé.

De même l'action des muscles obliques n'est pas d'attirer l'œil au dehors, car ils se contractent séparément, et ils sont, comme nous l'avons déjà dit, des muscles *antagonistes*.

En résumé, l'œil, dans tous ses mouvements, ne peut que rouler autour de chacun des axes précédemment signalés et qui tous passent par le centre de l'œil. Ce centre lui-même, peu distant du centre optique, si même il n'est pas tout à fait confondu avec lui, comme le veut Giraud-Teulon, ne se déplace jamais; ou, pour le moins, ce déplacement est si minime que dans toutes les positions du regard, l'écran rétinien reste toujours au foyer.

D'ailleurs, grâce à l'aponévrose oculaire, tous ces mouvements variés de l'œil que nous étudierons s'exécutent avec une aisance et une facilité d'autant plus grandes que, tout en isolant le globe oculaire, elle lui tient lieu d'une véritable séreuse qui facilite ses mouvements physiologiques.

DEUXIÈME LEÇON

PHYSIOLOGIE DES MUSCLES DE L'ŒIL

Les muscles droits internes et externes sont des adducteurs et abducteurs purs.
Les droits supérieurs et inférieurs sont des élévateurs et des abaisseurs; ils sont des adducteurs accessoires.
Les obliques sont leurs congénères; le petit oblique est élévateur, abducteur et rotateur en dehors; le grand oblique est abaisseur, abducteur et rotateur en dedans.
Action combinée de ces muscles dans les positions diagonales ou intermédiaires aux quatre points cardinaux de l'œil.

Messieurs,

Je viens de vous exposer l'anatomie des muscles de l'œil, et j'ai établi les faits fondamentaux suivants :

1° Les muscles droits, interne et externe, sont disposés de telle sorte qu'ils occupent les extrémités du diamètre horizontal de l'œil. — Ce sont des muscles adducteurs et abducteurs purs.

2° Les muscles droits, supérieur et inférieur, sont situés aux extrémités du diamètre vertical. — Par suite de cette disposition, ils agissent comme des élévateurs et des abaisseurs; mais, en outre, grâce à l'obliquité en dedans de leur plan, ces muscles sont des adducteurs accessoires.

3° Le plan des muscles obliques est dirigé d'avant en arrière, et de dedans en dehors; il passe en arrière de l'équateur oculaire et en dedans du centre du mouvement toutes les fois que l'œil regarde l'horizon. Les obliques contribuent donc nécessairement aux mouvements d'abduction du globe de l'œil : mais leur principal rôle consiste à être des élévateurs ou des abaisseurs, en agissant de concert avec les droits verticaux.

Nous allons étudier maintenant la physiologie de tous ces muscles de l'œil. Pour cela, il nous faut voir l'action séparée de chacun d'entre eux, et analyser ensuite la synergie de contraction qu'ils présentent.

Commençons par les muscles droits, interne et externe. — Leur physiologie est des plus simples : insérés aux extrémités du diamètre horizontal de l'œil, ils font, en se contractant, tourner le globe oculaire autour de son axe vertical. Ce mouvement se fait directement, sans le concours d'aucun autre muscle. Le droit interne amène la pupille en dedans : c'est un adducteur pur. Le droit externe l'attire en dehors : c'est un abducteur pur. — L'action de ces deux muscles est donc bien simple et, pour l'instant, je n'ai rien à y ajouter.

La physiologie des muscles droits supérieur et inférieur est toute différente. Vous vous rappelez que le plan de ces muscles est situé en dedans de l'axe antéro-postérieur de l'œil, et qu'il forme avec lui un angle ouvert en arrière. — Lorsque l'un d'eux vient à se contracter, le globe de l'œil tourne autour de son axe horizontal ou transversal.

Le droit supérieur est un élévateur : il attire la pupille en haut.

Le droit inférieur l'abaisse.

Mais il y a plus ; à cause de leur situation en dedans du diamètre antéro-postérieur, le droit supérieur amène la pupille en haut et en dedans : il est élévateur et adducteur. —

Le droit inférieur est à la fois abaisseur et adducteur. Ce n'est pas tout encore. Lorsque le droit supérieur, par exemple, élève la pupille et l'attire en dedans, il fait nécessairement tourner l'œil sur son axe antéro-postérieur (1). Il fait donc mouvoir le globe oculaire autour de ses trois axes : transversal, vertical et antéro-postérieur.

Il en est de même, mais en sens inverse, bien entendu, pour le muscle droit inférieur. Le droit supérieur est élévateur, adducteur et rotateur en dedans. Le droit inférieur est abaisseur, adducteur et rotateur en dehors.

Comment a-t-on pu analyser ces différents mouvements?

L'élévation de la pupille ou son abaissement était facile à apprécier. Quant à la constatation de l'inclinaison de l'axe vertical, elle résulte de l'expérience suivante de Donders :

L'observateur, se plaçant en face d'une ligne verticale (supposez le barreau d'une fenêtre), regarde pendant quelques minutes de façon que la ligne se peigne sur l'axe vertical de l'œil. Puis il ferme les yeux et les élève en haut comme pour regarder le ciel, et aussitôt il s'aperçoit que l'objet dont l'impression persiste sur la rétine continue à rester vertical dans les positions verticales et horizontales cardinales, mais qu'il s'incline du côté du nez ou du côté de la tempe pour les positions obliques ou intermédiaires du regard. Ce qui avait tourné dans ce cas, ce n'était pas assurément l'image rétinienne de l'objet lumineux, c'était l'axe vertical du globe lui-même.

(1) Disons une fois pour toutes que, dans la description des mouvements de rotation de l'œil autour de son axe antéro-postérieur, on suppose toujours que c'est l'extrémité supérieure de l'axe vertical qui se porte soit en dedans, soit en dehors.

Ces deux muscles ont donc une triple action ; seulement, ils n'agissent pas seuls et nous allons voir que d'autres muscles, les deux obliques, leur viennent en aide, par une véritable combinaison de leur action respective. Ces muscles obliques dont le rôle a été méconnu jusqu'à nos jours et sur lesquels on a fait tant d'hypothèses gratuites, ont aujourd'hui une physiologie parfaitement connue et que nous allons établir.

Le petit oblique, vous le savez, vient s'insérer à la partie postérieure et externe de l'hémisphère postérieur du globe oculaire. En se contractant il devient nécessairement élévateur de la pupille, puisqu'il attire en bas la demi-circonférence postérieure de l'œil et qu'il abaisse le nerf optique. Élévateur de la pupille, l'oblique inférieur est donc congénère du muscle droit supérieur. Mais il élève la pupille en attirant obliquement à lui le nerf optique de haut en bas et de dehors en dedans; c'est-à-dire que forcément il porte la pupille en haut et en dehors. Il devient pour elle un muscle élévateur indirect et un abducteur. Enfin, la troisième action du petit oblique consiste à faire tourner l'œil sur son axe antéro-postérieur. Il renverse l'axe vertical en dehors, c'est-à-dire en sens inverse du muscle droit supérieur.

En résumé :

Le droit supérieur est élévateur de la pupille, adducteur et rotateur en dedans. L'oblique inférieur est élévateur, abducteur et rotateur en dehors. Le petit oblique est donc congénère du droit supérieur dans le mouvement d'élévation de la pupille. Il devient son antagoniste comme abducteur et rotateur en dehors. Mais ces muscles se contractent synergiquement. Ils unissent leur action pour élever la pupille. —

Quant aux mouvements opposés qu'ils développent : adduction et abduction, rotation en dedans et rotation en dehors, ils se neutralisent réciproquement, et il en résulte une élévation plus prononcée de la pupille. Rien de plus. Rien de moins.

Et il est si vrai que l'élévation de la pupille *directement* en haut est produite par la contraction simultanée de ces deux muscles, que cette élévation n'est possible qu'autant qu'ils demeurent tous deux intacts. — Que l'un de ces muscles fasse défaut, par paralysie ou autrement, la pupille s'élèvera moins lorsque le muscle intact se contractera, de plus, elle se portera un peu en dedans, si c'est le muscle droit qui s'est contracté ; un peu en dehors, si c'est le petit oblique qui est entré en action ; et dans les deux cas l'axe vertical sera incliné dans un sens ou dans l'autre, au lieu de rester parfaitement vertical.

Ces faits, d'ailleurs, ne sont que le corollaire de ce que nous avons établi lorsque nous avons étudié l'action spéciale de chacun de ces deux muscles, et nous dirons, pour résumer tout ce qui précède, que l'élévation directe des *deux yeux* comporte la contraction *simultanée* de *quatre* muscles, à savoir : des deux droits supérieurs et des deux petits obliques. Nous ajouterons que cette élévation directe de la pupille, qui paraît si simple, est un fait complexe puisqu'en somme elle est la résultante de l'action combinée et associée de deux muscles, en partie congénères et en partie antagonistes, le droit supérieur et l'oblique inférieur.

Voyons maintenant comment est produit le mouvement direct d'abaissement de la pupille. — Nous avons dit tout à l'heure que le muscle droit inférieur est abaisseur, adducteur et rotateur en dehors, et qu'il porte, par conséquent, la pupille en bas et en dedans. Quel est donc son muscle congénère comme abaisseur? A coup sûr, ce rôle ne peut être dévolu qu'au grand oblique. — Où s'insère, en effet, ce muscle? Sur le quart supérieur et externe de l'hémisphère postérieur du globe oculaire. Sa direction, nous l'avons vu, est oblique d'avant en arrière, et de dedans en dehors; en se contractant, l'oblique supérieur aura pour effet d'attirer en dedans et en haut la partie postérieure et externe de l'hémisphère postérieur du globe de l'œil; c'est-à-dire, pour décomposer ce mouvement, que l'hémisphère postérieur se portant en haut, l'hémisphère antérieur sera incliné en bas; l'œil aura tourné autour de son axe transversal; la pupille sera abaissée. Ce n'est pas tout: — La moitié externe de l'hémisphère postérieur étant attirée en dedans, l'œil tournera autour de son axe vertical, et la pupille sera portée en dehors. En même temps, et combinée avec ces mouvements, il y aura rotation du globe oculaire autour de son axe antéro-postérieur, rotation qui aura pour effet d'incliner l'extrémité supérieure du diamètre vertical, *en dedans*, l'extrémité inférieure se portant en dehors. De cette triple action du muscle oblique supérieur il résultera donc que la pupille sera portée en bas et en dehors. Or nous venons de voir que le muscle droit inférieur est abaisseur, adducteur et rotateur en dehors. Le grand oblique est abaisseur, abducteur et rotateur en dedans. — La synergie de contraction de ces deux muscles aura pour résultat l'abaissement direct de la pupille : quant à leurs actions antagonistes, elles s'annulent réciproquement; et, en se neutralisant, elles affirment davantage le mouvement d'abaissement direct de l'œil.

De tout ce qui précède il résulte que le mouvement d'abaissement *direct*, de même que celui de l'élévation directe de la pupille, est produit par la contraction simultanée de deux muscles; ceci bien établi, nous pouvons aborder maintenant l'étude physiologique des mouvements intermédiaires ou diagonaux.

Commençons, si vous voulez, par le mouvement en haut et en dedans, intermédiaire à l'élévation directe et à l'adduction pure. Pour porter la pupille directement en haut, il faut deux muscles : nous les connaissons. Mais pour l'élever en haut et en dedans, l'action d'un troisième sera nécessaire. Ce troisième muscle, dans le câs particulier, c'est le droit interne qui agira d'autant plus que la pupille se portera davantage en dedans vers le plan horizontal.

Pour amener la pupille en bas et en dedans, il faut aussi l'action réunie de trois muscles. Le droit inférieur et le grand oblique l'abaissent directement. Puis le droit interne l'attire en dedans, agissant d'autant plus sur elle qu'elle tend à se rapprocher davantage du plan transversal.

Pour parcourir la demi-circonférence externe, la pupille, comme dans les cas précédents, devra être sollicitée par l'action synergique de trois muscles, soit qu'elle se porte en dehors et en haut, soit qu'elle se porte en dehors et en bas. Dans ces deux circonstances, le droit externe jouera le même rôle que le droit interne, seulement en sens inverse, c'est-à-dire en abduction.

En résumé, pour que la pupille puisse parcourir la demi-circonférence interne de l'orbite ou la demi-circonférence externe — au-dessus — ou au-dessous du plan horizontal, il faut la combinaison d'action de trois muscles, l'association de deux mouvements : l'élévation et l'adduction pour amener la pupille en dedans et en haut, l'abaissement et l'adduction pour amener la pupille en dedans et en bas, et ainsi de suite.

Il y a encore un dernier point de la physiologie des muscles de l'œil qu'il me reste à vous exposer ; il est peut-être difficile à saisir ; je demande donc toute votre attention.

Le droit supérieur, nous l'avons vu, est à la fois élévateur, adducteur et rotateur en dedans, — l'oblique inférieur, élévateur, abducteur et rotateur en dehors.

Or, il s'agit de bien comprendre que l'action rotatrice du droit supérieur sur l'axe vertical est d'autant plus grande que l'œil se porte davantage du côté du nez. Dans cette position du globe oculaire, il est en outre plus directement adducteur. Mais alors ce qu'il gagne de force pour le mouvement d'adduction, il le perd en élévation. Plus la pupille se porte en dedans, moins le droit supérieur devient élévateur, plus il gagne comme adducteur et rotateur en dedans.

Plaçons, au contraire, l'œil en abduction, et il nous sera facile de constater une action différente du muscle droit supérieur ; il deviendra, dans ce cas, plus directement élévateur, en même temps qu'il perdra de son énergie comme adducteur et rotateur en dedans. Et vous comprendrez qu'il en est ainsi puisque vous vous rappelez que le plan des muscles droits supérieur et inférieur est oblique en dedans par rapport à l'axe antéro-postérieur de l'œil, formant avec lui un angle ouvert en arrière.

Ceci bien établi, il vous est facile de concevoir que cet angle sera d'autant plus grand que la pupille se portera plus en dedans, et qu'il sera plus petit au contraire, et pourra même finir par disparaître, lorsque la pupille sera attirée en dehors.

Le droit supérieur variera donc d'énergie en élévation ou en adduction suivant l'un ou l'autre de ces cas.

L'élévation sera plus directe lorsque le plan du muscle tendra à se confondre avec l'axe antéro-postérieur de l'œil, mais sa force d'adduction diminuera.

La puissance d'adduction augmentera, au contraire, avec la grandeur de l'angle que forment le plan des muscles droits et l'axe antéro-postérieur de l'œil.

Plus cet angle sera grand, plus le droit supérieur sera adducteur, moins il sera élévateur et plus il sera rotateur de l'axe vertical en dedans. Mais dans ces deux cas, quelle sera l'action de son congénère, le muscle petit oblique? Vous comprenez maintenant qu'elle sera modifiée suivant l'une ou l'autre des deux conditions.

En effet, lorsque la pupille sera portée en dedans et que le droit supérieur deviendra plus directement adducteur, le petit oblique sera plus fortement élévateur. Au contraire, l'œil étant porté plus en dehors, en abduction, le droit supérieur devient plus élévateur, et le petit oblique moins élévateur, mais en même temps plus abducteur et plus rotateur en dehors.

Tout ce que nous venons de dire au sujet du droit supérieur et de l'oblique inférieur est vrai pour le droit inférieur et le grand oblique.

Leur énergie d'action sera modifiée dans un sens ou dans l'autre suivant la direction de la pupille.

Comme conséquence de l'ensemble des faits qui précèdent, il résulte :

Que dans l'abaissement et l'élévation directe des yeux sur la ligne médiane de l'orbite et même avec un certain degré d'adduction et d'abduction, les axes verticaux des yeux restent parfaitement verticaux et parallèles entre eux sans inclinaison latérale aucune.

Par contre, dans les positions diagonales ou intermédiaires, ces mêmes axes, tout en restant parallèles entre eux, *s'inclinent* de façon à se rapprocher des lignes diagonales qui relieraient les quatre angles de l'orbite entre eux.

Ainsi : dans l'élévation des yeux en *haut* et à *gauche*, les axes verticaux tournent à gauche (dans le sens des aiguilles d'une montre), et il en sera de même lorsque les yeux seront portés en bas et à droite.

Dans l'élévation des yeux en *haut* et à *droite*, ou en *bas* et à *gauche*, l'inclinaison inverse se fera sentir.

En d'autres termes, lorsque la pupille viendra occuper l'un des quatre angles de l'orbite, l'*extrémité correspondante* de l'axe vertical de l'œil s'en rapprochera aussi.

Toutes ces considérations délicates trouvent leur application dans l'étude des différentes variétés de diplopie; et, à coup sûr, les paralysies de certains muscles de l'œil seront d'autant plus faciles à diagnostiquer que ces différentes nuances de l'action de ceux-ci seront bien connues et bien appréciées.

C'est à Donders que nous devons, en grande partie, la connaissance exacte de ces faits importants sur la physiologie des muscles de l'œil. — Mais il faut dire aussi que c'est à Giraud-Teulon que revient le mérite d'avoir vulgarisé parmi nous ces questions délicates de physiologie en les exposant avec cette clarté et cette simplicité qui caractérise la plume élégante et si éminemment française de notre savant collègue et ami.

TROISIÈME LEÇON

PHYSIOLOGIE DES MUSCLES DE L'OEIL (SUITE)

Axe optique et axe de figure du globe oculaire. — Du strabisme apparent chez le myope et chez l'hypermétrope. — Du rapport de la convergence et de l'accommodation.

MESSIEURS,

Nous venons de voir que si, pour se mouvoir à droite ou à gauche, l'œil n'avait besoin que du muscle droit externe ou du droit interne, dans les mouvements d'élévation ou d'abaissement, au contraire, il lui fallait la contraction synergique de deux muscles, du droit supérieur et du petit oblique pour l'élévation de la pupille ; du droit inférieur et du grand oblique pour son abaissement.

Nous avons établi que le droit supérieur était à la fois élévateur, adducteur et rotateur en dedans, et que le petit oblique était élévateur, abducteur et rotateur en dehors. — En un mot, nous avons constaté que ces deux muscles avaient une action commune, simultanée, l'élévation de la pupille, et deux actions opposées, antagonistes, qui se neutralisaient mutuellement.

Ce que nous avons dit du droit supérieur et du petit oblique est vrai pour le droit inférieur et le grand oblique. La synergie d'action de ces deux muscles n'a qu'un seul et unique résultat : l'abaissement direct de la pupille.

Nous avons donc vu la physiologie des mouvements de l'œil ; maintenant il nous faut étudier celle des mouvements d'ensemble des deux yeux, et établir les lois qui régissent la vision binoculaire.

En effet, les deux yeux, se mouvant pour voir ensemble, agissent toujours synergiquement. Regardez le ciel, les yeux s'élèvent simultanément ; fixez la terre, et aussitôt ils s'abaissent en même temps. Rapprochez vers vous un objet, ils convergent vers la ligne médiane pour que les deux axes optiques arrivent sur lui, en formant un angle dont le sommet aboutit au point de mire, au point visé. Ce mouvement de convergence des deux yeux, dans la vision de près, est nécessaire, indispensable comme vous allez le voir. Nous le trouvons partout, soit que nous regardions directement en haut ou en bas, soit que nous dirigions nos regards à droite ou à gauche.

Dans la vision latérale, les deux axes optiques convergent comme dans la vision directe, et pour cela, lorsque nous regardons à droite, par exemple, le droit interne du côté gauche agit synergiquement avec le droit externe du côté opposé. — En un mot, le droit interne gauche animé par le nerf moteur oculaire commun, et le droit externe du côté opposé animé par le nerf moteur oculaire externe, deviennent dans ces conditions des muscles congénères, en vertu de cette loi capitale que je vous prie de retenir : « *Dans la vision binoculaire les deux yeux agissent toujours synergiquement.* » Pour bien comprendre cette synergie d'action, il faut, avant tout, connaître ce que c'est que l'axe optique.

Soit l'œil droit pris pour exemple : on a prétendu que le globe oculaire était une sphère à peu près régulière ; c'est, à vrai dire, un ellipsoïde dont l'axe antéro-postérieur l'emporte sur tous les autres. — Or, il y a deux axes antéro-postérieurs de l'œil qu'il faut connaître : l'axe de figure ou géométrique et l'axe optique ou physiologique.

L'axe de *figure* de l'œil passe à la fois par le centre de la cornée et le centre du globe oculaire, et en arrière, aboutit en dehors du nerf optique, à une très-petite distance de ce dernier.

L'axe *optique* est tout différent : vous savez qu'au pôle postérieur du globe oculaire, au-dessus et en dehors du nerf optique, existe sur la rétine un point spécial, qu'on nomme la tache jaune. — C'est de cette *macula lutea* que part l'axe optique ; il passe par le centre ~~optique~~ de l'œil et aboutit en dedans du centre de la cornée, croisant ainsi la direction de l'axe oculaire ou axe de figure. — Le point d'intersection de ces axes est au centre de l'œil, de sorte qu'il existe entre eux un angle dont le sommet est au centre de l'œil et dont la base située en arrière est mesurée par la distance qui sépare les deux axes, à leur origine respective sur la rétine.

Pour la facilité des calculs en ophthalmologie l'angle opposé par le sommet au précédent est désigné par la lettre α, et Donders a trouvé que la valeur de α, mesurée sur la cornée, était égale à 5 degrés.

Mais on s'est demandé si la valeur de cet angle est la même chez tous les individus, quel que soit le genre de la vue, et l'on a trouvé que non. — Ainsi cet angle, chez l'hypermétrope, a une mesure représentée par 7 degrés, tandis que chez le myope il décroît jusqu'à 3, 2, 1, 0 degré.

Dans certains cas de myopie excessive on a même vu l'angle formé par les deux axes se trouver en dehors du centre de la cornée. Dans ce cas, l'axe optique, au lieu de tomber en dedans de l'axe de figure, tombe en dehors; la position respective des deux axes est changée. Et alors, comme l'axe oculaire passe toujours par le centre de la cornée, l'axe optique, au lieu de tomber sur la moitié interne de la surface cornéale, aboutit sur un point quelconque de la moitié externe. Cette différence dépend évidemment de la situation de la tache jaune qui, suivant le degré de myopie ou d'ectasie de l'hémisphère postérieur de l'œil, se rapproche plus ou moins de la papille du nerf optique.

En somme, les cas dans lesquels l'axe optique passe en dehors du centre de la cornée sont rares, mais on peut dire, en règle générale, que l'angle formé par l'axe oculaire et l'axe optique est *plus grand* chez l'hypermétrope et *plus petit* chez le myope.

Toutes ces considérations, qui sont peut-être difficiles à saisir, sont de la première importance : car elles nous expliqueront à merveille pourquoi l'hypermétrope, regardant un objet éloigné, semble avoir un *strabisme divergent*, pourquoi le myope, au contraire, dans les mêmes circonstances, paraît avoir un *strabisme convergent*.

Nous verrons, dans une prochaine leçon, combien il faut tenir compte de ces données dans l'appréciation du strabisme. D'ailleurs, cette différence de direction des deux pupilles, chez le myope et chez l'hypermétrope, est la conséquence nécessaire de la situation respective des axes oculaires et optiques, situation qui varie et dans la myopie et dans l'hypermétropie.

Il en est précisément ainsi parce que nous voyons avec la tache jaune lorsque nous fixons un objet, et qu'il nous faut diriger l'axe optique de nos deux yeux vers le point fixé, en les faisant converger sur ce point.

Pour démontrer que nous regardons dans la vision directe avec la tache jaune, Donders fait fixer à l'individu qu'il examine à l'ophthalmoscope le trou central du miroir, c'est-à-dire qu'il lui fait diriger son axe optique sur ce point. Il aperçoit alors, en examinant attentivement le fond de l'œil, et à l'extrémité postérieure de l'axe optique, un point particulier de la rétine, dépourvu de vaisseaux, caractérisé par une image moins nette et moins éclairée, comme couverte d'un léger brouillard ; cette surface c'est la *macula lutea*, — c'est la tache jaune. — Donders fait alors exécuter des mouvements au miroir en recommandant au sujet observé de regarder le même point de l'instrument, et il remarque que l'axe optique, quel que soit son déplacement, qu'il se porte en haut, en bas, à droite ou à gauche, correspond toujours au même point de la rétine, à la tache jaune. J'ajouterai que la tache jaune n'existe que chez les animaux à vision binoculaire, chez l'homme et chez le singe. La macula est un vrai perfectionnement de la vision et n'apparaît qu'à la naissance. C'est la partie de la rétine la plus sensible, celle qui nous fait saisir les plus fins détails des objets, celle que nous dirigeons constamment vers le point examiné.

La tache jaune est si importante dans la vision que lorsqu'elle se trouve atteinte par une lésion quelconque, les autres parties de la rétine restant intactes, la vue centrale se trouve abolie, et par là même la perception nette d'un objet devient impossible. Au contraire, si des lésions, même considérables, atteignent les autres parties de la rétine à l'exception de la tache jaune, la perception nette des objets subsiste quand même. Il n'y a que la vue latérale ou confuse des objets voisins du point de mire qui soit abolie ou diminuée. L'œil peut encore distinguer les objets les plus fins, mais en revanche il ne verra jamais que le point fixé ; les parties voisines restent pour lui dans l'obscurité. Le champ visuel est considérablement restreint.

Nous avons supposé jusqu'à présent que les axes optiques restaient parallèles, c'est-à-dire, nous avons pris le cas de la vision à une grande distance, ou, si vous aimez mieux, de la vision à l'infini.

Voyons donc maintenant comment se produit la vision à une distance rapprochée, ou mieux, pour résumer tout l'ensemble important de la question, voyons la liaison qui existe entre la convergence des axes optiques et l'accommodation.

Lorsqu'un emmétrope regarde à une assez grande distance pour que les deux axes optiques soient supposés rester parallèles, la vue est facile et s'exerce sans aucune fatigue. C'est une preuve que l'œil possède une certaine force de réfraction des rayons lumineux qui lui est propre. Cette force qu'il a sans le moindre effort d'accommodation lui est fournie par ses différents milieux traversés par les rayons lumineux : la cornée, l'humeur aqueuse, le cristallin et l'humeur vitrée.

Ces différents milieux peuvent être comparés, pour le résultat qu'ils produisent, à une toute petite lentille convergente très-forte et à très-court foyer placée un peu en avant du centre de figure de l'œil.

C'est par ce moyen qu'est produite la réfraction sans aucun secours d'accommodation : on l'appelle la réfraction *statique.*

Mais lorsque l'œil fixe un objet assez rapproché pour que les axes optiques ne soient plus parallèles, mais convergents au point visé, les rayons lumineux, partis de l'objet, divergent en entrant dans l'œil, et comme celui-ci, à l'état statique, ne réfracte suffisamment que des rayons parallèles, il s'ensuivra que ces rayons iraient former leur image en arrière de la rétine sans une nouvelle force de réfraction.

Cette nouvelle puissance de réfraction qui s'ajoute dans ce cas à la force statique est le résultat de l'accommodation. Cette réfraction *dynamique* surajoutée permet à l'œil de voir un objet depuis l'infini jusqu'à une distance de 4 pouces, c'est-à-dire qu'à cette distance de 4 pouces il s'est ajouté à la réfraction statique une réfraction dynamique égale à celle que produirait une lentille convergente de 4 pouces de foyer, placée au centre optique de l'œil. Grâce à elle, l'emmétrope peut distinguer les objets même jusqu'à 3 pouces et demi, ainsi que nous le dirons plus bas.

Cette nouvelle quantité de réfraction dynamique fournie par l'accommodation est nécessairement d'autant *plus grande* que les objets sont plus rapprochés, et d'autant *plus petite* qu'ils sont plus éloignés.

Elle acquiert son summum d'intensité lorsque les objets sont à une distance variant entre trois pouces et demi et quatre pouces.

Nous représenterons cette réfraction dynamique maximum équivalent à une lentille de quatre pouces de foyer, par $\frac{1}{4}$, ou, comme Donders l'a fait, par $\frac{6}{24}$, ce qui revient absolument au même, la lentille hypothétique représentant la réfraction dynamique de l'œil étant dans ce cas égale à 6 lentilles de 24 pouces de foyer.

Telle est la force accommodative d'un œil, pris isolément. Mais si au lieu de considérer un seul œil, on fait converger les axes optiques, c'est-à-dire si l'individu en observation se sert de la vision binoculaire, on ne tarde pas à s'apercevoir que le sujet emmétrope, qui tout à l'heure ne distinguait un objet que jusqu'à quatre pouces, a acquis le pouvoir de le faire jusqu'à la distance minimum de 3 pouces $\frac{3}{7}$.

Cela revient à dire que la puissance accommodative qui tout à l'heure était analogue à 6 lentilles convexes de 24 ou $\frac{6}{24}$, représente actuellement une lentille de $\frac{7}{24}$. La vision binoculaire a donc fait gagner à l'accommodation un surcroît de force équivalent à une nouvelle lentille de 24.

Jean Muller et Porterfield avaient prétendu que le degré d'accommodation était invariablement lié au degré de convergence des axes optiques, de façon que l'un ne saurait se modifier sans l'autre, et qu'à un degré donné de convergence correspondait une quantité *invariable* de force accommodative.

Cette remarque est vraie, en général; mais Donders a prouvé qu'il n'y avait pas un rapport aussi absolu entre ces deux fonctions, et il a démontré que l'accommodation pouvait, pour un degré de convergence donné, s'accroître à $\frac{1}{24}$ ou diminuer d'autant, sans changement de direction aucun des axes visuels. On démontre ce fait en apposant devant l'œil en convergence et *immobile* un verre concave de $\frac{1}{24}$, ou un verre convexe de même mesure; on observe alors que l'image de l'objet fixé ne perd rien de sa netteté, preuve que l'accommodation s'est accrue ou a diminué d'autant, sans le concours de la convergence.

Et maintenant, si nous résumons les principales questions que nous venons de traiter, nous dirons :

1° La différence qui existe dans la valeur de l'angle α formé par l'intersection de l'axe oculaire et de l'axe optique chez les différents individus fait que, en dehors de l'accommodation, il y a strabisme convergent *apparent* chez le myope. — Strabisme divergent *apparent* chez l'hypermétrope.

2° La convergence des axes optiques entraîne l'accommodation et nécessite une plus grande force de réfraction des rayons lumineux.

3° A chaque degré de convergence des axes optiques correspond une force donnée d'accommodation, et, par suite, de réfraction plus grande,—force dynamique qui s'accroît ou décroît avec cette convergence jusqu'à 3 pouces $\frac{3}{7}$.

4° Le rapport entre la convergence et l'accommodation n'est pas *invariable* et absolu; l'accommodation pour une convergence donnée peut encore s'accroître ou diminuer d'une quantité correspondant à une lentille de $\frac{1}{24}$; c'est-à-dire de 24 pouces de foyer, sans que pour cela l'œil cesse de voir nettement les objets.

Abordons maintenant, avant de terminer cette leçon, la partie de l'optique qui a rapport aux prismes. Nous verrons bientôt en effet que, dans l'étude du strabisme, les prismes peuvent nous fournir des moyens avantageux de diagnostic, de mesure rigoureuse et même de traitement.

Et tout d'abord qu'est-ce qu'un prisme?

C'est un solide transparent limité par deux surfaces planes qui se coupent suivant une ligne droite appelée arête. Sa forme est celle d'un coin à fendre le bois. On lui distingue une base qui est la partie opposée à l'arête. L'arête, c'est le sommet du prisme.

Le prisme a pour propriété, étant placé devant un objet, de dévier cet objet vers le sommet. Ce résultat dépend de ce que tout prisme dévie vers sa base les rayons lumineux tombant à sa surface. Le prolongement du rayon lumineux réfracté fait alors paraître le point lumineux comme relevé vers le sommet du prisme.

Si par exemple on place un prisme devant l'œil droit de manière que son sommet soit tourné en dedans, vers le nez, l'objet situé devant l'œil paraîtra dévié de ce côté, c'est-à-dire, transporté dans la moitié gauche du champ visuel, comme s'il s'agissait d'un strabisme externe; et il faudra une puissante contraction du droit interne pour neutraliser la diplopie *croisée* artificielle qui en résulte.

Un prisme à sommet externe produit une diplopie *homonyme* qui ne peut être vaincue que par une forte contraction du muscle droit externe.

Enfin, en disposant le sommet du prisme en haut ou en bas, on provoque une diplopie *supérieure* ou *inférieure* qui ne cessera que par la contraction de la *paire* musculaire qui *élève* ou de celle qui *abaisse* physiologiquement la pupille.

En résumé, on peut formuler ce qui précède, en disant que le prisme agit de façon à *simuler une insuffisance du muscle en rapport avec son sommet, et une prédominance d'action de l'antagoniste : d'où diplopie artificielle, dans le sens de l'arête du prisme* (*à gauche* ou *à droite*, *en haut* ou *en bas*).

Inversement, lorsqu'on veut corriger une diplopie, il faut tourner le prisme de façon que sa base corresponde au muscle affaibli : ainsi, lorsque le muscle droit interne est paralysé ou parétique, et qu'il y a strabisme externe avec diplopie croisée, un prisme appliqué devant l'œil, à base tournée vers le nez, rapproche, vers l'objet lui-même, l'image virtuelle que voyait l'œil strabique. Les deux images peuvent donc se confondre, pourvu que le prisme soit de la force voulue.

Un fait important à noter est le suivant : Les prismes de verre dévient les rayons lumineux d'une quantité à peu près égale à la moitié de leur angle. Ceci implique, d'ailleurs, que le degré de réfringence de chaque prisme varie proportionnellement à cet angle et reste avec lui dans le même rapport de 1 à 2.

Par suite de cette propriété, il devient possible, non-seulement de corriger la diplopie, mais encore de la diagnostiquer et même de la mesurer.

S'il est nécessaire, par exemple, d'un prisme de 12° pour corriger une diplopie paralytique, cela indiquera que la déviation de l'œil est de 6°. Nous reviendrons sur ce sujet avec plus de détails lorsque nous nous occuperons des paralysies proprement dites.

Telles sont les différentes considérations que je voulais vous exposer sur les propriétés physiques des prismes. Elles étaient nécessaires pour passer à l'étude du strabisme proprement dit, que nous commencerons dans notre prochaine conférence.

QUATRIÈME LEÇON

Définition du strabisme. — Ses caractères.
La déviation primitive et la déviation secondaire sont égales entre elles.
Neutralisation des images. — Absence de diplopie chez les strabiques.
Nature du strabisme.

MESSIEURS,

Aujourd'hui nous commençons l'étude du strabisme. Elle nous sera d'autant plus facile que nous possédons déjà toutes les notions nécessaires pour la bien comprendre.

Et tout d'abord donnons une définition du strabisme :

« On doit entendre par là un trouble d'équilibre sans » *affaiblissement des muscles de l'œil*, ayant pour effet d'em- » pêcher le croisement des axes optiques principaux (lignes » visuelles) sur le même point de mire, d'où suspension de » la vision binoculaire. »

Il n'est pas question dans cette définition de la diplopie, qui n'existe pour ainsi dire pas dans le strabisme.

Quels sont donc les caractères propres au strabisme et qui le différencient des paralysies des muscles de l'œil ?

Considérez un œil strabique : vous constatez que le centre de la cornée n'est plus au milieu de la fente palpébrale, mais que la pupille est tournée vers l'une des commissures. Cette inclinaison, appelée *déviation primitive*, existe aussi dans la paralysie, seulement elle offre des caractères spéciaux, appartenant exclusivement au strabisme, et que nous allons passer en revue :

Fermez l'œil sain et présentez un objet à l'œil strabique ; il se redresse aussitôt. La pupille est ramenée au centre de la fente palpébrale, puis indifféremment en dehors et en dedans, ce qui indique qu'il n'y a pas de paralysie, au moins à un degré notable. La déviation primitive, autrement dit celle qui affecte l'œil strabique, peut être facilement mesurée en comparant la position de cet œil à celle de la pupille de l'œil normal.

Pour cela, on commence par faire fixer à l'individu un objet présenté à six ou huit pouces en moyenne, ce qui ramène la pupille de l'œil sain vers le milieu de la fente palpébrale. Cela fait, on mesure l'écart de l'œil strabique à l'aide d'un des moyens que voici :

On place sur le bord palpébral inférieur de l'œil strabique une échelle construite d'avance, dont le zéro correspond au centre et dont la course en millimètres s'étend à droite et à gauche. Cet instrument a été appelé strabomètre.

Un procédé encore plus simple consiste à se servir d'une carte de visite taillée en demi-cercle, de manière à embrasser le bord libre de la paupière inférieure. On la porte d'abord sur l'œil sain, et, appliquant une extrémité à l'angle interne de l'œil, on fait une petite fente au point qui correspond au milieu de la cornée. On la porte ensuite sur l'œil malade, en la retournant, et l'on marque également le point correspondant au centre de la cornée. On apprécie ensuite la différence, que l'on exprime en millimètres. Cette différence représente la déviation primitive.

On a proposé encore d'autres instruments fondés sur le

même principe, à savoir la mensuration en millimètres ou en lignes de la déviation strabique sur le bord libre de la paupière inférieure.

Un second caractère propre au strabisme consiste dans une déviation non pas de l'œil malade, mais de l'œil sain, déviation dite, à cause de cela, *secondaire*, et qui correspond exactement à celle que subit l'œil strabique pour se redresser.

Pour s'en rendre compte, on se sert d'un verre légèrement dépoli, préconisé par Javal ; ce verre une fois appliqué au devant de l'œil, l'observateur peut suivre tous les mouvements de la pupille sans que le malade distingue aucun objet de ce côté. On place donc devant l'œil sain le verre dépoli, puis on ordonne au malade de regarder avec l'œil strabique un objet qu'on lui présente, à peu près sur la ligne médiane. Supposons que le strabisme soit interne, ce qui a lieu d'ailleurs le plus souvent ; le muscle droit externe de l'œil malade se contracte pour redresser la pupille ; mais en même temps, en vertu de la synergie musculaire, le droit interne de l'œil sain se contracte également et amène la pupille en dedans ; en un mot, tandis que l'œil malade se redresse, l'œil sain *se dévie d'une même quantité* et *parcoure le même arc de cercle.*

Il y a, dans ce cas, égalité parfaite entre les deux contractions musculaires.

La déviation *secondaire* est égale à la déviation *primitive*, et ce fait exclut *complétement* la paralysie.

La contraction est donc normale du côté strabique, et la synergie musculaire n'est point altérée.

Dans ces conditions, la paralysie ne saurait exister, car,

avec elle, il y aurait inégalité du mouvement de chaque côté, tandis que dans le cas de strabisme, l'arc parcouru par les deux pupilles est égal dans les deux yeux.

Toutefois, comme le mouvement de l'œil malade, dans un strabisme interne, est, d'une façon absolue, plus grand en dedans qu'en dehors, pour constater l'égalité de mouvement des deux yeux, il faut présenter l'objet à l'œil strabique sur la ligne médiane; c'est alors seulement qu'on trouve que la *déviation secondaire* est *absolument* égale à la *déviation primitive*. Si l'on faisait regarder l'œil malade en dehors, les mouvements pourraient n'être plus parfaitement égaux dans les deux yeux; car la course de l'œil strabique est moins étendue en dehors qu'en dedans, *l'arc excursif de cet œil ayant perdu dans un sens ce qu'il a gagné de trop dans l'autre.*

S'il y a un degré notable d'amblyopie de l'œil strabique, ce qui n'est pas très-rare, le signe tiré de l'identité des déviations *secondaire* et *primitive* pourra faire défaut, auquel cas le diagnostic différentiel sera fondé sur l'ensemble des autres signes propres au strabisme.

Un autre caractère important de cette affection est le suivant : Lorsque vous présentez un objet à un individu strabique, il ne voit pas double, contrairement à ce qui a lieu dans la paralysie. A quoi tient donc cette absence de diplopie? A un singulier phénomène, désigné par les pathologistes et les physiologistes sous le nom de « *neutralisation des images* ».

Il y a *fusion* des deux images, ou plutôt il y a *disparition* de celle de l'œil malade, tandis que l'image de l'œil sain persiste seule. — Il est probable qu'au début les strabiques voient double; mais, avec le temps et l'habitude, la diplopie disparaît: il y a deux images, c'est vrai, mais vous savez que les images sont d'autant moins nettes et moins marquées qu'elles affectent les parties les plus périphériques de la rétine. Tout d'abord, le malade voit de l'œil strabique une image moins claire, moins nette, moins accentuée que de l œil sain; puis, avec le temps, l'individu s'habitue à en faire abstraction de plus en plus, jusqu'à ce que l'image de l'œil sain prédomine tellement que celle de l'œil malade n'est plus perçue par le sensorium. En même temps, l'impressionnabilité de la rétine de l'œil strabique diminue, cette membrane s'affaiblissant de plus en plus comme un organe qui ne travaille plus assez. La neutralisation des images est donc produite d'abord *par l'habitude*, et ensuite *par la diminution* de la sensibilité rétinienne de l'œil affecté de strabisme.

Cette moindre impressionnabilité de la rétine est facile à démontrer. Ainsi, lorsque l'œil strabique est redressé et qu'on lui présente un objet (l'autre œil étant fermé), il voit généralement moins distinctement que l'œil sain.

Pour prouver que le strabique possède une diplopie latente, il suffit de placer devant le *meilleur* œil (généralement c'est l'*œil correct*) un verre rouge: le malade voit alors deux images, celle de l'œil strabique n'étant plus effacée par l'éclat de l'autre, que sa couleur différente rend d'ailleurs tout à fait distincte. Cette belle expérience, qui est due à Javal, donne la preuve de la diplopie latente chez les strabiques.

Ici, la neutralisation n'a pu se produire, les deux images ayant sensiblement la même intensité, et surtout une couleur différente. Il arrive quelquefois que tout en se servant de ce moyen, le malade ne voit pas double. La cause doit en être attribuée, dans ce cas, à ce que la sensibilité de la rétine est de beaucoup réduite, sinon éteinte, dans l'œil strabique.

Une autre preuve de la neutralisation des images rétiniennes réside dans l'apparition de la diplopie après la ténotomie oculaire, ainsi que nous le dirons plus tard.

En résumé, il y a trois grands caractères qui différencient nettement le strabisme de la paralysie :

1° Conservation totale de la mobilité de l'œil atteint de strabisme.

2° Synergie et égalité de ces mouvements avec ceux de l'œil sain, ainsi que le démontre l'égalité de la déviation primitive et secondaire.

3° Enfin, absence de diplopie, lorsqu'on n'a pas recours à des moyens artificiels pour affaiblir l'image de l'œil sain.

Nature du strabisme. — Voyons maintenant quelle est la nature de cette affection ? La première idée émise sur ce sujet appartient à Buffon. Il croyait que l'œil strabique était moins bon que l'autre, et que pour cette raison l'individu le déviait. Ce qui détruit cette théorie, c'est qu'après la strabotomie le malade peut recouvrer son acuité visuelle, ce qui n'aurait pas lieu si l'œil strabique avait eu ses membranes profondes primitivement altérées.

On a cherché aussi à expliquer le strabisme par la paralysie ou par la contracture des muscles. Cette opinion, défendue en France par J. Guérin, est facile à réfuter.

Nous savons déjà, comme nous l'avons établi précédemment, que dans le strabisme il n'y a pas de paralysie des muscles.

Y a-t-il contracture : auquel cas, cette affection serait absolument semblable au torticolis, ou au pied bot? pas davantage, et ce qui le prouve, c'est que l'œil jouit de toute sa mobilité aussi bien dans le sens de la déviation que dans le sens opposé. Or, les choses se passeraient tout autrement s'il y avait réellement contracture du muscle déviateur.

En quoi consiste donc le strabisme?

Cette affection est due à ce que l'un des muscles antagonistes est raccourci et l'autre allongé, sans altération de tissus et sans diminution ou augmentation de leur force de contraction originelle, comme le prouve l'égalité de la déviation primitive et consécutive, autrement dit l'existence d'un même degré de force des muscles de l'œil dévié et de ceux de l'œil correct. Le seul changement survenu consiste dans le changement de position de l'arc excursif, dont le centre se rapproche ou s'éloigne de la ligne médiane suivant qu'on a affaire au strabisme interne ou à l'externe.

C'est ce que de Graefe a défini en disant que le strabisme consiste dans une disproportion constante entre la longueur moyenne des muscles antagonistes. D'après cette définition, il devient clair que l'un des muscles a gagné en longueur ce que l'autre a perdu, et c'est ce qui existe effectivement dans le strabisme.

Mais à quoi tient cet allongement de l'un des muscles et le raccourcissement de l'autre? Est-ce parce qu'ils s'insèrent plus près ou plus loin de la cornée que d'habitude? Cela ne paraît pas probable, parce que le strabisme n'est presque jamais congénital, ce qui devrait avoir lieu si cette supposition était vraie, mais bien consécutif à l'asthénopie musculaire dont l'influence devient apparente dans les premières années de la vie seulement. Cette affection paraît plutôt due à un changement de nutrition des muscles qui a pour effet de rendre *permanent* un certain degré de raccourcissement d'un muscle, correspondant à un même degré d'allongement de son antagoniste.

CINQUIÈME LEÇON

DES CAUSES DU STRABISME — DU STRABISME FAUX

Des causes du strabisme. — Strabisme optique de Jules Guérin. — Théorie de Giraud-Teulon.
Ce qu'on doit entendre par incongruence des rétines. — De Græfe. — M. Javal.
Influence de l'hypermétropie et de la myopie sur la production du strabisme.
Importance de l'asthénopie musculaire.
Du strabisme faux.

Messieurs,

Dans notre dernière conférence, nous avons établi les caractères différentiels du strabisme comparé à la paralysie.

Nous avons dit que la conservation des mouvements de l'œil strabique, la synergie et l'égalité des mouvements comparés à ceux de l'œil sain, l'absence de diplopie, enfin l'origine éloignée, remontant aux premières années de la vie, constituaient les quatre grands signes qui le distinguaient de la paralysie.

Aujourd'hui nous étudierons les causes du strabisme ; nous les passerons toutes en revue, car elles sont fort importantes à connaître, à cause de leur influence sur l'application du traitement préventif et des moyens curatifs.

Causes du strabisme. — Vous entendrez répéter bien souvent que, dans bon nombre de cas, le strabisme est consécutif aux *convulsions* de la première enfance. Je ne nie pas certainement l'action incontestable de cette cause ; mais, à coup sûr, on en a beaucoup trop exagéré la fréquence.

Mon opinion est la même sur les *taies* de la cornée : elles peuvent produire le strabisme que M. Jules Guérin a nommé à tort strabisme *optique*, et dont il explique le développement de la manière suivante :

Soit un albugo assez considérable recouvrant la moitié interne de la cornée. Les rayons lumineux, à cause de cette taie, ne peuvent pas arriver jusqu'à la macula. La vision centrale, c'est-à-dire la vision distincte, est abolie par le fait. C'est alors, suivant M. Jules Guérin, que le droit interne (dans la supposition opposée ce serait le droit externe) se contracte pour dévier l'œil et amener la partie saine et transparente de la cornée sur le trajet des rayons lumineux pénétrants qui arrivent ainsi jusqu'à la macula.

Au point de vue physique cette théorie est inexacte : en effet, au devant de la lumière d'une bougie située assez loin pour permettre de considérer les rayons lumineux qui en émanent comme parallèles, plaçons une lentille convexe et interceptons, par un petit morceau de papier noir, les rayons qui tombent sur l'une des moitiés de la lentille.

Tous les rayons lumineux correspondants seront annulés, mais les autres n'en arrivent pas moins très-exactement au foyer principal de celle-ci. Il en est absolument de même de l'œil où l'image continue à se peindre sur la macula. Dans ces conditions, l'image n'aura pas sa netteté habituelle : elle ne sera pas aussi éclatante que si la totalité des rayons lumineux avait concouru à sa formation : elle sera un peu trouble ; mais, en somme, elle se trouve placée sur l'axe principal de l'œil, et toute déviation latérale de celui-ci, loin de ramener l'image sur la macula, comme le veut M. Jules Guérin, aurait, au contraire, pour effet de substituer un axe secondaire à l'axe principal.

Il faut donc chercher une autre explication, car le strabisme complique encore assez souvent les taies de la cornée.

On a prétendu que dans la kératite avec taie il survenait une inflammation chronique du tissu cellulaire sous-conjonctival qui pouvait s'étendre jusqu'à l'insertion séléroticale des muscles droits. Vous savez, en effet, que le tissu conjonctif, chroniquement enflammé, subit, au bout d'un certain temps, une rétraction considérable. Un des muscles droits serait donc enflammé chroniquement, il se rétracterait à la longue, en faisant dévier l'œil de son côté, et le strabisme se produirait.

Il y a dans cette explication de la production du strabisme un fait d'observation exacte, plus, une hypothèse, celle de l'inflammation chronique du tissu cellulaire sous-conjonctival et d'un des muscles droits. D'après cela, lorsqu'une taie occupera la partie interne de la cornée, ce sera le droit interne qui se raccourcira. Il y aura strabisme en dedans. Si la taie est en dehors du centre de la cornée, c'est le droit externe qui subit la rétraction. Il y a alors strabisme externé.

Cette théorie suppose la propagation directe de l'inflammation chronique de la cornée à l'insertion scléroticale des muscles droits, interne ou externe. Mais si la taie cornéale pouvait produire cet effet, pourquoi ne le produirait-elle pas toujours ? Pourquoi le strabisme est-il une complication assez rare de la kératite?

M. Giraud-Teulon, rejetant cette explication et celle de M. Jules Guérin, en a proposé une autre : « Pourquoi ne pas admettre, a-t-il dit, une contraction réflexe d'un des muscles droits provoquée par l'inflammation de la cornée ? Voyez seulement ce qui se passe dans les affections des articulations. Dans le cas d'hydarthrose et de tumeur blanche du genou, par exemple, la jambe est presque toujours fléchie sur la cuisse, grâce à la contraction réflexe des muscles fléchisseurs.

» De même ici : sous l'influence de la kératite et de la douleur qu'elle provoque, survient une action réflexe qui retentit sur un des muscles droits et qui l'amène en contracture. Il y a strabisme par action réflexe. »

Cette théorie est admissible. Mais je me demande où en est la démonstration. Pourquoi le droit interne est-il plus souvent contracturé que le droit externe? Je ne trouve pas de raison anatomique qui puisse m'en rendre compte.

Le droit interne est animé, il est vrai, par le nerf moteur oculaire commun, tandis que le droit externe l'est par le nerf moteur oculaire externe. Mais pourquoi les autres muscles, qui sont sous la dépendance de la troisième paire, pas plus que le grand oblique, ne sont-ils presque jamais influencés ?

Voici l'explication qui me paraît la vraie ; Une taie sur la cornée gêne la vision ou ne la gêne pas. Si elle ne la gêne pas, elle ne se complique que rarement de strabisme, ou pour le moins celui-ci ne devra pas lui être imputé. Même si cette taie est gênante, la déviation n'a pas encore lieu à moins qu'il y ait prédisposition au strabisme. Grâce à cette prédisposition, il suffit qu'une taie gêne la vision, ou que par un artifice quelconque, à l'aide d'un écran ou d'un prisme, par exemple, on vienne à supprimer la vision binoculaire, pour qu'immédiatement l'œil prédisposé devienne strabique.

La taie cornéale joue donc ici le rôle d'un véritable écran. Elle supprime plus ou moins la vision binoculaire, et alors, si l'œil est prédisposé, il est affecté de strabisme. S'il ne l'est pas, il reste, malgré la taie de la cornée, tel qu'auparavant.

Vous vous expliquez donc maintenant pourquoi le strabisme est une affection assez rare, comparée à la fréquence des taies de la cornée, puisqu'il faut, pour que celui-ci se produise, une prédisposition congénitale inhérente au muscle, — un véritable strabisme latent.

Vous vous expliquez aussi facilement pourquoi le strabisme est interne ou externe suivant que l'un ou l'autre de ces muscles est affecté d'insuffisance, et non point parce que la taie est située en dedans ou en dehors du centre de la cornée. Et c'est ainsi que vous comprendrez comment les opacités cristalliniennes ou une *cataracte congénitale* peuvent, comme les taies de la cornée, se compliquer de strabisme. Dans ces conditions, les opacités cornéales, de même que les opacités du cristallin, suppriment la vision binoculaire. Elles forcent alors l'un des muscles droits, s'il est insuffisant, à démasquer sa prédisposition. Elles jouent, en un mot, le rôle d'une cause occasionnelle et indirecte, mais non déterminante ou efficiente.

Un œil atteint d'asthénopie musculaire est par cela même strabique à l'état latent ; et, sous l'influence de l'une de ses causes, il se laisse aller à son penchant. Il devient manifestement strabique, d'abord périodiquement, puis d'une manière permanente.

Une autre cause de strabisme réside dans la *paralysie* de l'un des muscles de l'œil, et ici se présentent deux cas bien différents :

Examinons d'abord le cas le plus simple. Le droit externe est paralysé par exemple, le droit interne acquiert alors une force de contraction considérable. L'œil se dévie en dedans, la pupille est tournée du côté du nez. Dans ces conditions, le droit externe est allongé, le droit interne contracturé et raccourci, et il arrive alors à ce muscle droit interne ce qu'il advient pour tous les muscles qui restent longtemps en état de contracture, il subit un changement ou plutôt un trouble de nutrition, en vertu duquel il reste à jamais contracturé et raccourci, ou si vous préférez, en état de rétraction permanente.

Cependant, sous l'influence du temps ou d'une médication appropriée, le muscle droit externe, qui était paralysé, commence à reprendre sa force de contraction première. Il la met aussitôt en jeu pour ramener l'œil en dehors, mais alors même que le muscle a recouvré toute sa force, la déviation, quoique à un degré moindre, n'en persiste pas moins, et cela à cause de la diminution définitive de longueur du muscle droit interne primitivement prépondérant.

Le strabisme paralytique se change donc en un strabisme dynamique ou concomitant qu'on peut appeler *primitif* à cause de son siége sur le même œil.

Une autre variété de strabisme par paralysie a été bien décrite par de Graefe.

La voici :

Supposons une paralysie du droit externe. L'œil est tourné en dedans. Le droit interne est contracturé. Au bout de quelques jours, l'état du muscle paralysé s'améliore, il reprend lentement et progressivement sa force de contraction. Il s'efforce donc, chaque jour, d'amener la pupille plus en dehors; mais il est affaibli, il a besoin pour lutter contre le droit interne d'une incitation nerveuse beaucoup plus vive qu'à l'état normal, et, par exemple, pour déplacer la pupille de deux millimètres, il lui faut une incitation nerveuse égale à quatre.

Pendant ce temps, le droit interne du côté opposé, son muscle congénère, recevant la même quantité d'influx nerveux, se contracte synergiquement et produit un effet égal à quatre, contrairement au droit externe parétique qui ne réalise qu'un effet égal à deux. Que ce petit jeu se répète pendant un temps assez long, et le droit interne, perdant la mesure de ses contractions, prendra l'habitude de se contracter pour quatre, lorsqu'il ne le fallait que pour deux: le résultat final sera un raccourcissement permanent de ce muscle.

Lorsqu'en résumé le droit externe finit par reprendre sa force de contraction primitive, la déviation de l'œil paralytique disparaît, mais il survient un strabisme interne de l'œil sain, autrement dit *consécutif*, qui, cette fois, sera purement concomitant dès son début.

Après les considérations qui précèdent, il nous reste à parler des causes optiques proprement dites, dont l'action a été, je crois, mal interprétée.

Une des causes optiques du strabisme réside dans l'*inégalité de l'acuité visuelle* des deux yeux, dépendant elle-même d'une diminution de la sensibilité rétinienne.

Cette inégalité peut entraîner une déviation de l'œil en dedans ou en dehors, ce que Buffon exprimait en disant qu'un individu en possession d'un mauvais œil met cet œil de côté, le dévie en dedans ou en dehors, parce qu'il le sert mal, ou qu'il ne lui sert à rien. Cette explication est mauvaise en ce sens que la déviation d'un œil dont la vision est éteinte ou très-affaiblie, loin d'être volontaire ou active, comme le voulait Buffon, est au contraire passive. L'œil, en pareil cas, se place presque toujours en strabisme externe, par suite de la cessation de tout effort d'accommodation et partant de convergence mutuelle qui, comme on le sait, est sous la dépendance de cette dernière. Alors la synergie du muscle droit externe de ce côté et du droit interne de l'œil sain apparaît et dévie l'œil amaurotique au dehors.

Il va sans dire que s'il existait, antérieurement à l'amblyopie, une asthénopie par insuffisance *notable* du droit externe, l'œil se déviera du côté interne ou nasal, et c'est ce qui arrive effectivement dans un petit nombre de cas.

L'*inégalité de réfraction* des deux yeux a été également invoquée comme cause de strabisme, mais ici encore une restriction devient nécessaire. Si un individu a un œil myope et un œil hypermétrope et si l'un des muscles droits est en même temps affecté d'insuffisance, cet individu est prédisposé au strabisme. Il a ce que de Graefe a nommé le strabisme latent ou *dynamique*, et sous l'influence de l'inégale réfraction des deux yeux, ce strabisme latent pourra devenir apparent, puis permanent ou concomitant fixe.

En résumé, tous les yeux malades ne deviennent pas strabiques, parce que l'amaurose, comme les taies de la cornée, comme l'inégalité de réfraction, ne font que développer une prédisposition congénitale et rendre apparent un strabisme jusque-là resté latent.

Une autre cause optique du strabisme réside dans ce qu'on a nommé : l'*incongruence des rétines*.

Vous savez que tout le monde voit avec la tache jaune; mais il peut arriver, a-t-on dit, que la sensibilité exquise de la macula fasse défaut ou qu'elle soit plus ou moins développée.

On a prétendu que, dans ces conditions, l'œil sain continuait à voir avec son axe optique principal, tandis que l'œil dont la tache jaune était moins sensible, se déviait de façon à voir avec un axe secondaire et à présenter aux rayons lumineux une partie plus sensible de sa rétine. Il y a, dans ce cas, incongruence des rétines. Il y a strabisme en dedans ou en dehors par inégalité d'acuité visuelle des points géométriquement identiques des deux rétines.

C'est surtout après des opérations réussies de strabotomie, chez des malades qui ne parviennent pas ou ne parviennent que très-difficilement à fusionner en une seule les deux images rendues apparentes par l'*opération*, que de Græfe, et d'autres après lui, ont émis l'hypothèse d'une asymétrie fonctionnelle ou incongruence des rétines.

Mais en supposant cette incongruence rigoureusement démontrée, ce qui n'a pas lieu quant à présent, rien ne prouve que celle-ci préexiste au strabisme et qu'elle ne doive plutôt être considérée comme une conséquence de l'inaction à laquelle s'est trouvé condamnée pendant de longues années une portion de la rétine, par le fait même de l'existence du strabisme.

Il y a plus. M. Javal, grâce aux exercices stéréoscopiques répétés auxquels il soumet ses malades, est parvenu à démontrer que la prétendue incongruence des rétines tenait à une instabilité dans la contraction synergique des muscles de l'œil, instabilité que l'on parvient à faire disparaître à l'aide d'exercices stéréoscopiques appropriés.

Il ne serait pas difficile, ce nous semble, de rattacher les phénomènes de l'incongruence purement apparente à l'asthénopie musculaire qui, en pareil cas, ne permet pas aux lignes visuelles de s'entrecroiser sur un objet donné ou ne le permet que pendant un temps infiniment trop court pour une vision binoculaire distincte.

En résumé, l'opération en pareil cas remédie au strabisme apparent, mais elle ne fait point disparaître le strabisme latent ou dynamique qui existe très-probablement à un très-haut degré, d'où l'instabilité excessive des mouvements synergiques des deux yeux.

On a encore invoqué pour expliquer le strabisme chez les enfants, les *attitudes vicieuses* des yeux. On suppose que chez les nouveau-nés, au berceau, le regard se porte habituellement du côté de la lumière (fenêtre ou lumière artificielle), et que si cette lumière se trouve placée latéralement, la répétition de l'acte visuel entraîne une déviation strabique dans le même sens.

Cette étiologie, ainsi présentée, n'est pas soutenable. Pourquoi le strabisme n'apparaît-il pas chez les enfants pendant qu'ils affectent ces positions vicieuses ? Pourquoi se manifeste-t-il plus tard, vers l'âge de trois ou quatre ans ? Pourquoi aussi, dans ces circonstances, le strabisme n'est-il pas double? Si la cause était vraie, il en serait certainement ainsi. Il y aurait, par exemple, un strabisme externe à droite et un strabisme interne à gauche. Or, c'est ce qui n'arrive jamais, parce qu'ici, comme dans les cas précédents, le strabisme qui se développe existait déjà à l'état latent ; il y avait asthénopie congénitale d'un des muscles droits interne ou externe.

Toutes ces causes occasionnelles du strabisme ont donc été mal interprétées. Il était réservé aux études ophthalmologiques contemporaines d'en montrer le véritable rôle et de mettre en lumière la liaison intime qui existe entre le strabisme, le défaut de réfraction des yeux et l'insuffisance musculaire qui accompagne souvent l'amétropie.

L'*hypermétropie* et la *myopie*, comme nous l'établirons plus loin, sont en effet des causes puissantes de strabisme. Disons seulement ici que leur influence est telle et si bien démontrée aujourd'hui, grâce aux travaux de Græfe et de Donders, qu'à la vue d'un individu qui louche en dedans vous pouvez affirmer, huit fois sur dix, que c'est un hypermétrope.

Il y a plus. Les deux tiers des strabiques sont affectés d'hypermétropie, ce qui s'accorde avec la plus grande fréquence du strabisme interne par rapport aux autres genres de strabisme.

La statistique de Mackenzie, qui porte sur 100 cas, donne, en effet, les résultats suivants :

Strabisme en dedans	95
Strabisme en dehors	5

Radcliffe, sur 100 strabismes qu'il a observés, compte :

55 cas liés à l'hypermétropie ou à la myopie.
15 — suite d'un spasme ou d'une paralysie d'un des muscles droits interne ou externe.
15 — dont la cause apparente était une ophthalmie, une taie de la cornée ou un traumatisme de l'œil.
5 — dus à un état amaurotique grave ou à une amblyopie.
5 — consécutifs à une attitude vicieuse.
6 — dont l'étiologie est restée inconnue.

L'analyse détaillée des causes intimes du strabisme telle que nous venons de la faire démontre, croyons-nous, que l'essence de cette affection consiste, à n'en pas douter, en une insuffisance le plus souvent congénitale et parfois acquise des muscles droits interne ou externe. — Tout ce qui est capable de suspendre, en pareil cas, l'impulsion à l'acte binoculaire ne fait que mettre au jour le strabisme latent préexistant. Et c'est ainsi qu'agissent la diminution de l'acuité visuelle, l'amétropie forte ou les inclinaisons vicieuses d'un œil.

L'importance du strabisme latent ou asthénopie musculaire est telle, que je compte bien y consacrer un chapitre tout entier. Mais avant, il nous faut apprendre à reconnaître certaines attitudes physiologiques des yeux myopes et hypermétropes qui pourraient en imposer au premier abord pour du strabisme véritable. En un mot nous devons apprendre à distinguer le strabisme faux du strabisme vrai.

STRABISME FAUX.

Nous avons dit précédemment que chez les hypermétropes, l'axe optique principal de l'œil, formant avec l'axe de figure un angle de 7 degrés, était situé en dedans du centre de la cornée. Or, lorsqu'un hypermétrope veut regarder à une certaine distance, les deux axes optiques doivent devenir parallèles. C'est alors que les yeux se portent en dehors. Le centre des deux cornées diverge pour atteindre le parallélisme. Il suit de là une apparence de strabisme *externe:* l'hypermétrope semble loucher en dehors.

Le myope, au contraire, dont l'axe optique principal passe en dehors du centre de la cornée, paraît loucher *en dedans*, parce que déjà dans la vision à distance, les yeux, pour amener le parallélisme des deux axes optiques, doivent converger, et cette convergence ne fera que s'exagérer par le rapprochement de l'objet.

En résumé, cette déviation des yeux chez le myope et chez l'hypermétrope est physiologique, et le nom de strabisme *faux* lui convient parfaitement. Vous avez d'ailleurs plusieurs moyens pour vous assurer qu'il ne s'agit que d'un strabisme apparent et non d'un strabisme vrai.

Un individu semble, je suppose, loucher en dedans, et en consultant son état de réfraction des yeux, vous trouvez qu'il est myope. Un autre paraît avoir un strabisme externe double, mais il est hypermétrope. Vous avez déjà là plus que des éléments de présomption pour penser qu'il s'agit d'un strabisme faux.

Si vous n'êtes pas suffisamment convaincu, vous pouvez recourir à une autre moyen de diagnostic.

Un individu semble loucher en dedans lorsqu'il fixe un objet rapproché : mettez la main devant son œil gauche par exemple, et vous constatez que l'œil droit reste fixé sur l'objet, qu'il ne bouge pas et qu'il ne présente aucune déviation, ni primitive, ni secondaire ; son axe optique reste, en un mot, fixé au point de mire, en convergence mutuelle avec celui du côté opposé. L'expérience répétée sur l'autre œil donne les mêmes résultats ; d'où vous concluez que l'individu jouit de la vision binoculaire, et l'idée d'un strabisme se trouve par cela même définitivement exclue.

Une troisième manière de s'assurer qu'il s'agit d'un strabisme faux consiste à répéter l'expérience suivante, due à de Graefe.

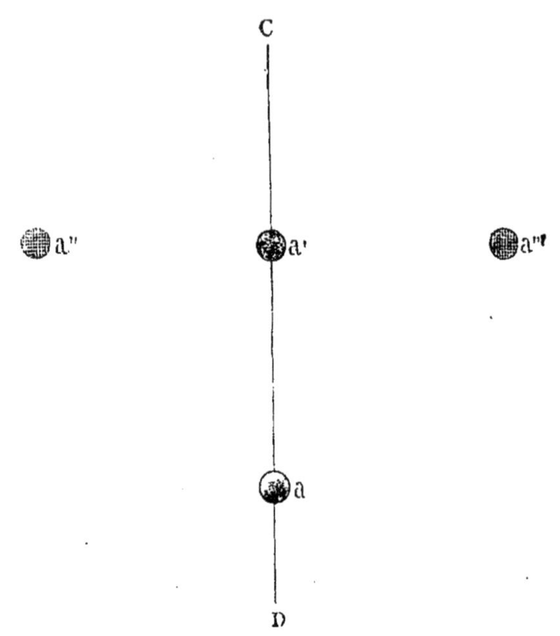

Soit une ligne verticale C D; on trace un gros point noir *a*. Devant l'un des yeux de l'individu en expérience, on met un prisme à sommet tourné en haut ; l'individu voit alors deux points au lieu d'un seul et disposés de façon que celui qui correspond à l'œil couvert d'un prisme est supérieur à l'autre.

S'il s'agit d'un individu non strabique, les deux points seront placés sur la même ligne verticale en *a* et *a'*.

Dans le cas contraire, le point supérieur se trouvera en dehors ou en dedans de la ligne, en *a''* ou *a'''*, suivant qu'on a affaire à un strabisme convergent ou à un strabisme divergent.

Veut-on pousser l'expérience plus loin et mesurer le degré

du strabisme ainsi rendu évident? Il suffit de superposer au prisme vertical un autre prisme horizontal d'un degré approprié, autrement dit d'une force telle, que le point supérieur latéralement dévié soit ramené sur la même ligne. S'il s'agit d'un strabisme interne, l'arête de ce dernier prisme devra être tournée en dedans, tandis qu'on la dirigera en dehors dans le cas de strabisme externe.

Grâce à cette expérience ingénieuse de de Graefe, nous arrivons non-seulement à différencier le strabisme vrai du strabisme faux, mais à en mesurer le degré et, comme nous le dirons plus bas, à mettre au jour un strabisme qui jusque là était resté latent.

Pour toutes ces raisons, nous accordons à l'exploration par les prismes une grande importance, sauf dans le cas d'amblyopie grave de l'un des yeux où le procédé devient malheureusement inapplicable.

SIXIÈME LEÇON

STRABISME LATENT OU DYNAMIQUE

L'asthénopie musculaire est la cause déterminante du strabisme.
Elle peut affecter les droits externes ou les droits internes, suivant que l'œil est myope ou hypermétrope.
Mesure des forces abductrice et adductrice d'un œil. — Son importance dans l'étude du strabisme et au point de vue de la strabotomie.

MESSIEURS,

Nous avons étudié plus haut les différentes causes occasionnelles du strabisme confirmé, et nous avons établi que pas une de ces causes (si l'on excepte les paralysies) ne saurait être considérée comme déterminante ou productrice, parce que toutes ne faisaient que développer ou rendre manifeste et apparent un strabisme resté jusqu'alors latent. Ceci démontre de suite quelle est l'importance qu'il faut attacher à l'étude du sujet dont nous allons vous entretenir aujourd'hui.

Les signes à l'aide desquels nous pourrons reconnaître les caractères de cette asthénopie musculaire que de Graefe a nommée strabisme *latent* ou *dynamique*, sont les suivants :

L'individu affecté de strabisme latent éprouve de la difficulté à s'appliquer pour fixer les objets. Cette fatigue de la vue lui vient de ce que l'œil prédisposé au strabisme possède des muscles de la convergence ou de la divergence trop faibles pour remplir régulièrement leurs fonctions et faire croiser, pour un *temps suffisamment long*, au point de mire, les deux axes optiques.

La douleur qui résulte de cette fatigue réside dans l'œil lui-même et non dans le front, comme dans l'asthénopie accommodative. L'individu ferme alors les yeux, ou s'il persiste à fixer l'objet, il ne le peut plus qu'en excluant l'un d'eux de la vision binoculaire. A cet effet, il ferme l'un des yeux ou bien il tient la tête tournée de côté, le tout pour échapper à une *diplopie* extrêmement gênante qui fait que pendant la lecture, les lettres, les points, les lignes se *dédoublent*, sans toutefois se confondre ou sans être animés d'un mouvement oscillatoire, comme cela s'observe dans l'asthénopie accommodative.

Lorsque le malade se rend bien compte de ce qui se passe, quand il persiste à fixer binoculairement, il sent que malgré tous ses efforts, l'un des deux yeux lui échappe, et se dévie de sa position normale.

Ici deux cas se présentent, suivant que le sujet est myope ou hypermétrope :

S'il est myope, l'asthénopie musculaire affecte les droits internes. Or, ces muscles affaiblis fatiguent beaucoup et continuellement, soit dans la vue de loin, soit dans la vue de près, et ne peuvent résister à la trop grande prépondérance des muscles antagonistes (les droits externes), surtout à cause de la forme ellipsoïde de l'œil myope.

L'œil myope, en effet, converge toujours depuis le punctum remotum jusqu'au punctum proximum de la vision binoculaire, de sorte qu'il arrive un instant, où faibles et fatigués, les droits internes ne peuvent lutter assez contre l'action antagoniste toujours égale et puissante des droits externes, pour maintenir plus longtemps la convergence. Ils sont vaincus, pour ainsi dire, et dès lors, l'œil se dévie en dehors ; d'où, strabisme externe périodique d'abord, puis permanent.

Chez l'hypermétrope, au contraire, les droits externes sont congénitalement insuffisants. — Ces muscles, malgré leur faiblesse, travaillent beaucoup et fatiguent de même. Vous savez, en effet, que l'axe optique, chez l'hypermétrope, passe en dedans du centre de la cornée ; or, à chaque fois que les axes optiques tendent à devenir parallèles, les droits externes s'épuisent en contractions souvent répétées. A un instant donné, la lutte devient inégale. Les droits internes plus forts et plus vigoureux l'emportent. Il y a strabisme interne : d'abord périodique, puis confirmé. Mais ce n'est pas seulement dans la vision de loin que se montre l'insuffisance des droits externes. Obligés qu'ils sont de contrebalancer l'action prépondérante des droits internes dans toutes les positions du regard, la fatigue, et partant la diplopie, se montrent bientôt dans toute l'étendue antéropostérieure du champ visuel. C'est alors que poursuivi par les images doubles, l'individu voit l'un de ses yeux, généralement le plus asthénope, se dévier définitivement et d'une façon permanente en dedans, à l'état de strabisme convergent concomitant définitif.

L'individu qui a un strabisme latent est donc strabique en réalité, puisque ce n'est que par une suractivité de contractions musculaires qu'il parvient à fusionner les deux images.

L'expérience du prisme vertical, telle qu'elle a été exposée précédemment à propos du strabisme faux, en donnera, du reste, la preuve. Si l'on applique devant l'un des yeux du malade un prisme à sommet vertical, la vision binoculaire sera suspendue, il y aura diplopie et les deux images ne se trouveront pas sur la même ligne verticale. L'œil, couvert d'un prisme, obéit à son penchant et se dévie en dedans ou en dehors, suivant le siége de l'insuffisance musculaire. Le malade apercevra donc de son œil strabique une image située au-dessus de celle perçue par l'œil correct et qui, chose importante, sera *à droite* ou *à gauche* de la ligne verticale tracée sur le tableau.

Le strabisme a donc été rendu manifeste grâce au prisme, alors qu'il était caché par l'effort de la vision binoculaire.

La *distance* de l'image déviée à la ligne verticale, donne la mesure de l'asthénopie musculaire; autrement dit de la diplopie. Pour cela, il suffit d'appliquer, devant le prisme vertical, un prisme horizontal dont la base sera tournée du côté de l'image déviée et le sommet, par conséquent, du côté vers lequel la pupille est anormalement entraînée par le muscle prépondérant.

Ce prisme horizontal aura pour effet de ramener l'image strabique sur la même ligne verticale que l'image saine, et donnera la mesure exacte de l'asthénopie musculaire.

S'il est besoin d'un prisme de 12 degrés, par exemple, pour produire ce résultat, la diplopie mesurera, d'après les considérations établies au sujet des prismes, un angle égal à 6 degrés.

La mesure des forces *adductrice* et *abductrice* d'un

œil étant très-importante pour l'étude et la thérapeutique du strabisme, nous allons indiquer comment on arrive à la fixer :

Si devant un œil sain vous placez un prisme à sommet interne, l'objet est dévié en dedans : il y a diplopie croisée et l'œil est obligé, pour ramener la fausse image sur la vraie, de façon à les fusionner, de se mettre en strabisme *interne*. C'est à l'énergie de contraction du muscle droit interne qu'est dû ce résultat. Dans ce cas, malgré la déviation de l'image par le prisme, il n'y aura pas de diplopie.

Il en sera ainsi tant que l'on appliquera devant l'œil un prisme à sommet interne, de 6, 8, 12, 20 ou 21 degrés, ce qui revient à dire que le muscle droit interne est capable de contre-balancer la déviation amenée par l'action de ces prismes.

Il peut même avoir une force de contraction assez puissante pour triompher de la déviation produite par un prisme de 24 et même 30 degrés.

Lorsque devant l'œil vous appliquez un prisme à sommet externe, les choses se passent tout autrement.

L'image de l'objet se trouve déviée en dehors : il y a diplopie directe ou homonyme et l'œil doit se placer en strabisme externe, grâce à un surcroît d'action du muscle droit externe. Les deux images parviennent, comme dans le cas précédent, à se confondre en une seule.

Toutefois, il faut noter cette particularité importante, que le muscle droit externe a une contraction beaucoup moins énergique que le droit interne. Il ne peut vaincre, en effet, qu'une déviation relativement petite correspondant à un prisme de 3 à 6 degrés au plus.

La force *adductrice* est, d'après cela, 7 à 8 fois plus forte que la force *abductrice*.

Cela s'applique seulement aux objets vus de loin : mais à mesure que l'objet regardé se rapproche, la force abductrice s'accroît progressivement jusqu'à égaler la force adductrice, autrement dit, à vaincre un prisme à base interne de 21 degrés. Quant à la force adductrice, elle reste à peu près la même dans toute l'étendue antéro-postérieure du champ visuel.

La puissance d'adduction et d'abduction varient avec les divers individus, suivant leur prédisposition au strabisme. En effet, le strabisme n'est autre chose, comme vous l'avez vu, que le trouble d'équilibre entre l'adduction et l'abduction.

Plus le rapport nouveau entre l'adduction et l'abduction s'écarte de la fraction $\frac{1}{7}$ à $\frac{1}{8}$, et plus il y a à craindre l'apparition d'un strabisme confirmé.

Il faut donc, dans la mesure du strabisme latent, évaluer deux choses : la force comparative des deux muscles, autrement dit, la quantité dont un muscle l'emporte sur son antagoniste ; plus, la force propre à chacun de ces muscles, pris isolément.

Dans le premier cas, on se servira d'un prisme vertical, comme nous l'avons exposé précédemment.

Dans le second, on appliquera sur l'œil, alternativement, un prisme à sommet interne ou à sommet externe.

Le *pronostic* sera tiré évidemment des résultats fournis par ces expériences combinées et contrôlées entre elles. Il sera d'autant plus grave que l'insuffisance d'un muscle droit par rapport à son antagoniste sera plus considérable, et pour un même degré de prépondérance, suivant que la force adductrice ou abductrice propre sera elle-même en défaut.

Le *traitement* du strabisme latent devra varier également avec ces données.

Si l'insuffisance d'un muscle est égale à 6, les verres appropriés concaves ou convexes, destinés à combattre l'amétropie causale, suffiront.

Si elle est de 12, il faut songer à un autre moyen. Il faudra recourir aux prismes ou se servir des verres concaves ou convexes excentrés, qui agissent comme des prismes.

S'il y a tendance au strabisme convergent qui, comme nous l'avons dit, se lie à l'hypermétropie, le malade devra regarder par l'extrémité interne de la lentille biconvexe, autrement dit que les verres de lunettes devront être *écartés entre eux*. Le verre de lunette, ainsi employé, agit comme un prisme à sommet *interne* et à base *externe*. La même disposition des verres devient nécessaire pour un strabisme divergent myopique, où la moitié interne de la lentille biconcave représente un prisme à base *interne* et à sommet *externe*. Inversement, dans les cas plus rares de strabisme interne myopique et de strabisme externe lié à l'hypermétropie, les verres de lunette devront être *rapprochés entre eux*, de façon à pouvoir regarder au travers de leur moitié *externe*.

Les verres convexes ou concaves, flanqués d'un prisme, agiront avec plus d'efficacité encore. Seulement, comme au delà de 10 à 12 degrés d'angle, les prismes, dont on a muni les deux yeux, deviennent lourds et fatigants par l'irisation des images qu'ils produisent, on doit les abandonner et donner la préférence à la myotomie oculaire, consistant à sectionner le tendon du muscle prépondérant (au ras de la sclérotique), le droit externe, par exemple, chez les myopes, et le droit interne, chez les hypermétropes.

Quand on se sert des prismes, il vaut mieux partager la force de ceux-ci entre les deux yeux.

Ainsi, au lieu de mettre devant un œil un prisme de 20 degrés, on mettra de chaque côté un prisme de 10 degrés. Si l'on a une insuffisance totale de 9, on mettra 5 d'un côté et 4 de l'autre, et ainsi de suite.

Une autre précaution, non moins bonne, consiste à se servir de verres prismatiques colorés en bleu qui sont mieux supportés que les blancs, par des yeux asthénopes, généralement sensibles à une lumière vive.

Avec ces données, il sera possible de corriger le strabisme latent, après l'avoir diagnostiqué, et de prévenir ainsi le strabisme réel ou confirmé.

SEPTIÈME LEÇON

DU STRABISME INTERMITTENT

Du strabisme intermittent externe. — De Graefe.
Du strabisme intermittent interne. — Donders. — Opinion de Giraud-Teulon.
Du rôle de l'hypermétropie et de la myopie liées à l'asthénopie musculaire dans la production du strabisme.

Messieurs,

Nous venons d'étudier le strabisme latent. Nous avons vu quelle était sa nature ; nous avons établi son diagnostic et son traitement.

Aujourd'hui, je vous parlerai d'une autre variété de strabisme, le strabisme périodique ou intermittent, premier degré du strabisme permanent, intermédiaire entre le strabisme latent et le strabisme confirmé.

Ce strabisme intermittent présente *deux variétés* : il y a un strabisme intermittent externe surtout bien étudié par de Graefe, — et un strabisme intermittent interne qui a fait l'objet des travaux de Donders.

Le strabisme intermittent externe n'est pas fréquent. Il joue cependant un grand rôle dans la production du strabisme externe confirmé. Sur 100 cas de strabisme divergent établi, il y en a 66 qui ont été précédés d'un strabisme externe périodique. Les 34 autres ont eu pour cause occasionnelle, soit une taie de la cornée, soit une amblyopie, par exemple.

Les *causes* anatomiques du strabisme externe intermittent sont multiples : chez le myope, l'œil a une forme ellipsoïde qui gêne singulièrement sa mobilité. — Il se meut plus ou moins difficilement, de sorte que, pour amener les axes optiques en convergence (et le myope, vous le savez, converge toujours, depuis son punctum remotum jusqu'à la vision à quatre pouces et en deçà), les droits internes insuffisants, affaiblis congénitalement, fatiguent beaucoup et constamment.

Chez un sujet atteint d'une forte myopie, en effet, l'extrémité antérieure de l'axe optique principal passe en dehors du centre de la cornée. L'angle est temporal au lieu d'être nasal ; il suit de là que pour la vision au loin, comme pour la vision rapprochée, les droits internes doivent constamment entrer en contraction, et ce travail est d'autant plus fatigant pour eux, que l'œil avec sa forme ellipsoïde se meut difficilement, et qu'ils doivent ramener constamment en adduction l'extrémité antérieure de l'axe optique principal.

Deux cas peuvent se présenter alors :

Si le droit interne est fort et vigoureux, il lutte constamment contre le droit externe, et grâce à ses efforts de contraction il parvient à faire converger les axes optiques. *Il en résulte que ce myope offre un strabisme apparent interne.* Il paraît loucher en dedans et en tout temps, *même lorsqu'il regarde l'horizon*, parce qu'il est obligé de converger depuis le point le plus éloigné jusqu'à trois pouces et demi qui est son punctum proximum habituel.

En somme, il ne s'agit là que d'une apparence de strabisme, d'un strabisme *faux* qu'il ne faudrait pas prendre pour du strabisme véritable.

Mais supposons que le droit interne ait une force insuffisante de contraction, qu'il y ait strabisme latent externe par affaiblissement du droit interne. Dans ces conditions, l'individu ne peut regarder un objet rapproché. Le droit interne n'a pas une force de contraction suffisante pour faire converger l'axe optique correspondant avec celui du côté opposé : l'œil se dévie en dehors, entraîné par le muscle droit externe. Cet individu myope voit donc simple de loin; mais si l'on rapproche l'objet, il voit double d'abord *périodiquement*, c'est-à-dire à chaque fois qu'il veut regarder de près ; puis d'une façon permanente.

Que ce jeu se répète, en effet, un certain nombre de fois, et bientôt, le droit interne, faible et insuffisant pour la vision rapprochée, le devient lentement et progressivement pour la vision à l'horizon, c'est-à-dire qu'il arrive un instant où ce myope, qui n'avait qu'un strabisme externe intermittent, est en possession d'un strabisme externe confirmé et constant.

De plus, en vertu de l'action toujours synergique du droit externe d'un côté avec le droit interne du côté opposé, le droit externe en déviant en dehors l'œil droit, je suppose, fait que l'adduction de l'œil gauche se prononce à son tour.

Plus l'œil droit est attiré en dehors, plus l'œil gauche est entraîné en dedans, de sorte qu'à un instant donné, sans fatigue ni douleur pour l'individu, puisqu'il n'y a plus de tendance à la binocularité, il y a strabisme externe de l'œil droit, et adduction très-prononcée de l'œil gauche dans la vision de près.

Lorsque le strabisme externe, d'abord périodique, puis permanent, tend à s'établir, l'individu est atteint de diplopie, et cette diplopie est d'autant plus gênante que l'image strabique est plus rapprochée de la tache jaune. Elle est d'autant moins fatigante, au contraire, qu'elle en est plus éloignée. C'est ainsi que vous percevez un son vague et lointain sans vous soustraire à l'étude à laquelle vous êtes appliqué, tandis qu'un bruit violent qui retentit à vos oreilles, distrait votre attention, et vous oblige, pour un instant, à cesser votre travail.

Au début du strabisme externe périodique, l'image de l'œil strabique est assez rapprochée de la macula pour avoir une certaine netteté ; mais les contractions synergiques du droit externe, en amenant l'œil en abduction, éloignent l'image de la tache jaune, éteignent progressivement son éclat et parviennent à la neutraliser, de façon à ne laisser apparente que l'image de l'œil gauche. Le malade perd donc sa binocularité, et cesse d'être asthénope. Il est affecté d'un strabisme externe, le plus laid de tous ; mais, en revanche, il gagne une image nette et précise, sans trop de fatigue, grâce à l'adduction synergique de l'œil sain.

En résumé, chez le myope affecté d'asthénopie musculaire, les contractions toutes puissantes du droit externe s'ajoutent à la faiblesse congénitale du droit interne pour transformer le strabisme interne apparent en un véritable strabisme externe, périodique d'abord, puis confirmé.

Arrivons maintenant au strabisme étudié par Donders, le

strabisme interne périodique, ou strabisme hypermétropique.

Son étude est des plus importantes, parce qu'il est très-fréquent, et parce qu'il est lié deux fois sur trois à un défaut de réfraction des yeux, l'*hypermétropie.* Pour prouver que le strabisme interne avait des liens étroits avec l'hypermétropie, Donders a examiné l'état de réfraction des yeux d'un grand nombre de strabiques en dedans, et il a trouvé que 70 fois sur 100 ces strabiques étaient en même temps des hypermétropes; d'où il a conclu que 70 fois sur 100 le strabisme interne a pour cause l'hypermétropie.

Cette association du strabisme interne et de l'hypermétropie est un fait vrai, bien observé par Donders; et lorsque vous vous trouvez en présence d'un malade affecté de strabisme interne permanent, vous pouvez affirmer, avec 70 chances sur 100 d'être dans la vérité, que cet individu est hypermétrope : vous voyez donc que le strabisme interne conduit au diagnostic de l'hypermétropie. Comment, dans ces conditions, se rendre compte de la production du strabisme interne? Donders a émis l'opinion suivante :

Un individu hypermétrope ne peut voir de près sans faire un grand effort d'accommodation. Il doit pousser la convergence à son extrême limite, car plus la convergence est forte, plus l'accommodation est considérable, et plus sa vision devient nette et distincte.

Deux cas peuvent alors se présenter :

L'individu peut se contenter de fatiguer son muscle ciliaire jusqu'à le malmener, d'où il résultera une asthénopie *accommodative avec céphalalgie frontale, congestion de l'œil, larmoiement, etc.* Il lit mal, c'est-à-dire qu'à un instant donné les caractères se confondent; aussi ferme-t-il les yeux, pour recommencer sa lecture; mais un instant après les mots se mêlent de nouveau, papillotent, comme dit Javal. L'individu ferme encore les yeux, et ce n'est qu'en fragmentant sa lecture, pour ainsi dire, qu'il parvient à l'achever. L'hypermétrope en question a donc une asthénopie accommodative, mais il a conservé la vision binoculaire.

Un autre individu, en possession d'une asthénopie bien accentuée des droits externes, a une force de divergence qui devient progressivement insuffisante. C'est en vain qu'il la pousse à son extrême limite, il ne peut empêcher que l'image des objets, qui auparavant était bien nette, ne se dédouble quand l'œil se fatigue. Il voit assez distinctement, mais il voit double toutes les fois qu'il fixe un objet au loin.

Un hypermétrope, dans ces conditions, est donc voué fatalement à deux états : ou voir *mal*, ou voir *double*.

Il contracte, de préférence, une asthénopie accommodative si l'inégalité de puissance des droits externes par rapport aux internes n'est pas trop sensible, et alors le muscle accommodateur se trouve seul fatigué. Il a, au contraire, une grande prédisposition au strabisme si l'un des muscles droits externes offre une insuffisance de contraction bien accentuée sur son antagoniste.

Un strabisme périodique apparaît alors; le malade voit double et pour y échapper, comme le fait observer Donders, il dévie davantage son œil en dedans. L'image strabique s'éloigne ainsi de celle de l'œil sain. Les deux images sont écartées; l'œil est en strabisme interne, en arrière de la caroncule lacrymale; la tache jaune s'éloigne en dehors, loin des rayons lumineux pénétrants, et l'image strabique, perdant de son éclat, finit par être neutralisée.

Cependant l'autre œil est resté fixé dans son premier état de convergence; sa vision est nette. L'individu voit distinctement une seule image. Il ne se fatigue plus, puisqu'il n'y a plus de tendance à la binocularité; mais, désormais, il louche en dedans.

Telle est la théorie de Donders: son vrai mérite est d'avoir mis en relief la liaison qui existe entre le strabisme interne et l'hypermétropie.

Son principal défaut consiste à vouloir envisager l'hypermétropie, non comme une cause occasionnelle de strabisme, mais comme une cause effective ou déterminante et directe.

M. Giraud-Teulon, s'appuyant sur ce fait que le strabisme externe myopique dérive d'un affaiblissement du droit interne, s'est demandé pourquoi le strabisme interne hypermétropique ne serait pas la conséquence d'une insuffisance du muscle droit externe. Pour que les deux yeux convergent vers un point de mire, qu'ils fixent l'objet visé et voient distinctement, il faut que les droits internes se contractent synergiquement, avec la même puissance adductrice et avec la même force de résistance de leurs antagonistes, les droits externes : or, que le droit externe de l'œil droit, par exemple, soit faible, il luttera inégalement contre le droit interne plus vigoureux et laissera aller l'œil en dedans, tandis que l'œil gauche restera au point de convergence normal.

Pour être strabique en dedans, il ne suffit donc pas d'être hypermétrope ; il faut, en outre, que le droit externe de l'un des yeux soit particulièrement insuffisant.

Chez l'hypermétrope, d'ailleurs, à cette faiblesse *congénitale du muscle droit externe* s'ajoute une faiblesse acquise, par suite des efforts de contractions que ce muscle doit faire constamment, lors de la vision au loin, pour ramener au parallélisme les axes optiques principaux situés, comme on le sait, en dedans des centres cornéens. L'écart de ces deux axes peut atteindre, nous le savons, un angle de 7 degrés.

En regardant l'horizon, l'hypermétrope paraît avoir un strabisme externe faux. Les lignes visuelles sont en parallélisme, grâce aux contractions des droits externes, mais ces muscles ne sont jamais en repos : ils fatiguent sans cesse. Or, ils ne sont pas aussi puissants que les droits internes, et obligés de se contracter constamment pour leur résister, depuis l'infini jusqu'à la vision rapprochée, il arrive un moment où l'un d'eux, fatigué, épuisé par cette lutte incessante, n'offre plus de résistance. — Libre de son antagoniste, le droit interne attire l'œil en dedans ; il y a strabisme intermittent d'abord, avec diplopie ; puis, progressivement, cet état, périodique au début, devient permanent ; l'œil droit se luxe en dedans, au profit de l'œil du côté opposé, mais la vision binoculaire se trouve désormais abolie.

L'hypermétrope peut donc ou voir mal et être affecté d'asthénopie accommodative, en surmenant son muscle ciliaire au profit de la vision binoculaire ; ou bien, s'il est en possession d'une insuffisance musculaire assez accentuée, devenir strabique en dedans pour ne plus fatiguer son muscle ciliaire, pour éviter la diplopie intermittente et périodique. En un mot, il perd la vision binoculaire.

De l'étude que nous venons de faire il ressort un fait clinique fort important : l'hypermétropie n'agit qu'indirectement dans la production du strabisme interne ; la cause déterminante est, à vrai dire, l'asthénopie musculaire comitante, qui dérive elle-même d'un affaiblissement, d'une insuffisance congénitale et fonctionnelle du muscle droit externe. Comme l'a fait remarquer Donders, et après lui Giraud-Teulon, ce sont les hypermétropies moyennes qui se compliquent de préférence de strabisme interne. Les individus très-hypermétropes ne deviennent presque jamais strabiques. Ils conservent la vision binoculaire. Leur vision est très-mauvaise, il est vrai ; ils voient comme s'ils avaient une taie de la cornée, ou comme s'ils étaient affectés d'amblyopie ; mais, ne pouvant mieux voir, ils se contentent de leur asthénopie accommodative, qu'ils peuvent corriger d'ailleurs par l'emploi de verres convexes appropriés.

Tel est le rôle de l'hypermétropie et de la myopie liées à l'asthénopie musculaire dans la production du strabisme. — Maintenant il nous reste à voir pourquoi un œil se dévie plutôt qu'un autre ; pour quelle raison c'est l'œil droit qui devient strabique chez celui-ci, l'œil gauche chez celui-là. Donders a donné une explication mauvaise et a répété ce que Buffon avait déjà dit : selon lui, le sujet myope ou hypermétrope exclut volontairement le mauvais œil, c'est-à-dire le plus amétrope des deux, ou celui qui offre une moindre acuité visuelle. Cette explication ne saurait nous satisfaire : s'il suffisait, en effet, à l'œil d'être plus amétrope que l'autre pour devenir strabique, en mettant devant celui-ci, comme l'a expérimenté Giraud-Teulon, un verre convexe ou concave très-fort, il surviendrait du strabisme *en dehors* dans le premier cas et *en dedans* dans le second ; or, aussi puissant que ce verre soit, l'œil voit mal, sans doute, mais ne se dévie point, et il n'y a pas de diplopie.

Nous concluons de là que l'asthénopie musculaire intervient toujours, et que c'est elle qui produit originairement le strabisme. Si les deux yeux en sont affectés, ce qui est la règle habituellement, l'un d'eux l'est davantage, et alors c'est le plus faible qui cédera, c'est de son côté que se produira le strabisme. Avec une insuffisance égale, c'est le plus amblyope des deux yeux qui se déviera, non pas parce qu'il est amblyope, mais parce que tout obscurcissement de la vue met à jour le strabisme latent préexistant. L'œil dévié sera donc celui qui sera affecté davantage d'asthénopie musculaire ; il n'y a pas, comme le veut Donders, de raisonnement, de jugement, de choix de la part de l'individu qui dévierait volontairement son œil parce que son œil ne lui sert à rien, ou le sert mal. Il y a asthénopie musculaire, il y a inégalité native des muscles, et là où cette inégalité est la plus forte, l'œil devient strabique. Voilà pourquoi il peut arriver que l'œil strabique offre la meilleure acuité visuelle, bien que ce soit en vérité là l'exception.

Lorsque vous observez un œil dévié en dedans, si vous examinez attentivement l'œil sain, vous voyez que ce dernier n'est pas à sa place : il est plus rapproché de l'angle interne qu'à l'état normal; il y a strabisme interne d'un côté, il y a en même temps forte adduction de l'œil du côté opposé ; au point, que dans certains cas, on est fort embarrassé de dire, à première vue, quel est l'œil strabique. On s'explique très-bien ce fait en se rappelant que chez les hypermétropes les deux yeux sont plus ou moins asthénopes, et que les muscles droits externes sont insuffisants deux à la fois, quoique à un degré variable. Le plus faible étant complétement vaincu par l'action du droit interne, laisse l'œil devenu fortement strabique se fixer en dedans : l'autre étant plus fort cède moins, il est vrai, mais en somme il cède, et l'œil est amené en adduction. — La puissance d'accommodation de cet œil se trouve considérablement augmentée, par suite des rapports qui lient la convergence à l'accommodation et sur lesquels nous avons insisté dans une de nos précédentes réunions.

HUITIÈME LEÇON

STRABISME ALTERNANT. — STRABISME DOUBLE — TRAITEMENT DU STRABISME

Dans le strabisme alternant, l'acuité visuelle des deux yeux est à peu près égale.
Conditions dans lesquelles survient le strabisme alternant.
Strabisme double. — Wecker. — Giraud-Teulon.
Traitement du strabisme.
Procédé orthophthalmique. — Procédé chirurgical.

MESSIEURS,

Nous venons de voir que le strabisme intermittent, suivi tôt ou tard de strabisme confirmé, était précédé lui-même de stabisme latent ou dynamique.

Étudions maintenant le strabisme *alternant* et le strabisme *double*.

Lorsqu'un individu strabique fixe un objet, si l'on met devant l'œil sain un verre dépoli ou la main, immédiatement l'œil strabique se redresse, tandis que celui du côté opposé subit la déviation secondaire, égale, vous le savez, à la déviation primitive. Et si l'acuité de cet œil strabique est suffisamment conservée, l'individu peut s'en servir pour fixer les objets et les voir distinctement. En général, comme nous l'avons établi dans les leçons précédentes, ce redressement de l'œil strabique qui se produit lorsqu'on supprime artificiellement la vision de l'œil sain, est un fait fatal, nécessaire ; mais chez quelques individus, presque toujours des *hypermétropes*, ce redressement devient un acte volontaire. C'est ce fait qui constitue le strabisme *alternant*.

Quelles sont donc les causes qui prédisposent à cette variété de strabisme ?

Et tout d'abord, il est nécessaire que les deux yeux aient une *acuité* visuelle égale ou à peu près égale. Car si l'un des deux yeux était amblyope, l'individu strabique n'aurait aucune tendance à s'en servir.

On a dit que le strabisme alternant survenait lorsque les deux yeux ont une réfraction différente. Lorsqu'un œil est myope, par exemple, et l'autre hypermétrope ou emmétrope, l'individu se sert, dit-on, de l'œil myope pour voir de près, et emploie son œil emmétrope pour la vision à distance. Or, je vous ferai remarquer que cette réfraction différente des yeux est très-rare chez les strabiques. Dans le cas de strabisme interne, soixante-dix fois sur cent, il y a hypermétropie à droite et à gauche, inégale peut-être de chaque côté, mais enfin il y a hypermétropie des deux yeux.

Les yeux aussi bien myopes qu'hypermétropes ont une conformation particulière *originelle*, et l'on conçoit dès lors que, d'après la loi du développement symétrique des organes, l'asymétrie prononcée des deux yeux soit chose relativement rare.

Exceptionnellement on pourra rencontrer de l'hypermétropie d'un côté et de la myopie de l'autre, *et encore* cette myopie est-elle souvent acquise, c'est-à-dire que l'œil étant précédemment hypermétrope, il s'est trouvé atteint d'une scléro-choroïdite postérieure qui a modifié ses conditions de réfraction et l'a rendu myope. Mais, je le répète, ce fait est, en lui-même, rare. Ce n'est donc pas une inégalité de réfraction qui explique l'alternance dans la grande majorité des cas. La vraie cause est, croyons-nous, la suivante : Le strabisme alternant, ai-je dit tout à l'heure incidemment, est surtout lié à l'hypermétropie ; aussi se présente-t-il le plus souvent comme une variété du strabisme interne. Or, cette variété de strabisme reconnaît comme cause une prédominance à la fois congénitale et fonctionnelle, des deux muscles droits internes, sur leurs antagonistes. En supposant donc que cette prédominance d'action soit la *même* des deux côtés, il en résultera un *même* degré de raccourcissement des muscles droits internes et un strabisme identique des deux côtés.

Il va sans dire que, dans ces conditions, la convergence des axes optiques se faisant sur un point trop rapproché, l'hypermétrope ne peut se servir que d'un œil à la fois. Un des yeux se porte donc en dehors pour satisfaire à la vision nette, tandis que l'autre se dévie de plus en plus en dedans et réciproquement.

L'individu, voyant aussi bien avec l'œil droit qu'avec l'œil gauche, porte indifféremment l'un d'eux en dedans ; tantôt celui-ci, tantôt celui-là, peu importe, ce qui rend le strabisme alternant.

Étudions maintenant une autre variété de strabisme qui a donné lieu à de nombreuses discussions : le strabisme dit *double*.

Et d'abord, y a-t-il strabisme double? Certains ophthalmologistes répondent affirmativement, et M. Giraud-Teulon, par exemple, soutient que le strabisme est le plus souvent double, c'est-à-dire que l'œil sain a presque toujours éprouvé une déviation plus ou moins marquée dans le même sens que l'œil franchement strabique.

D'autres, au contraire, et parmi eux il faut citer **M.** Wecker, nient absolument le strabisme double. L'admettre, est pour eux un non-sens, puisque par définition le strabisme est un état des yeux dans lequel les axes optiques ne s'entrecroisent plus sur l'objet fixé, et que les taches jaunes reçoivent l'image d'objets différents.

L'une et l'autre de ces propositions, en apparence contradictoires, sont soutenables ; mais avant tout il faut s'entendre.

Au point de vue optique, il ne peut y avoir de strabisme double. Nous l'admettons pleinement. Mais il n'est pas moins vrai que, dans le cas de strabisme interne hypermétropique, par exemple, neuf fois sur dix, l'individu paraît loucher des deux yeux, d'une façon inégale de chaque côté ; mais enfin, les deux yeux louchent manifestement, à ce point, qu'à première vue, on est quelquefois fort embarrassé pour dire quel est l'œil franchement strabique et quel est celui qui n'a subi qu'une forte adduction. Au point de vue optique, je le répète, il ne peut y avoir de strabisme double ; mais au point de vue *objectif* et *chirurgical*, les deux yeux louchent inégalement. Dans le strabisme interne, les deux yeux sont déviés en dedans, avec cette différence, que l'un tend à disparaître en arrière de la caroncule lacrymale, pendant que l'autre converge simplement en dedans. Cette adduction forcée a, vous le savez, pour conséquence immédiate d'augmenter la puissance d'accommodation.

Le fait de la déviation double est fort important à connaître pour la médecine opératoire, attendu que dans les degrés élevés de strabisme il devient absolument indispensable, comme nous le dirons, d'opérer les deux yeux, si l'on veut obtenir un résultat satisfaisant.

En résumé, par définition, au point de vue physiologique et optique, et il n'y a jamais de strabisme double. Celui-ci est toujours unilatéral. Mais aussi, dans l'immense majorité des cas, l'adduction pathologique de l'œil strabique entraîne une forte adduction de l'œil sain. Cette adduction forcée fait que l'individu semble loucher des deux côtés, et paraît avoir un strabisme interne double, ce qui, je le répète, n'est pas un fait à dédaigner quand on pratique l'opération de la ténotomie oculaire.

L'individu strabique ne regarde pas correctement, même avec son œil réputé normal. Cet œil se trouvant presque toujours plus ou moins dévié dans le même sens que l'œil qui louche franchement, il en résulte une *direction oblique* du regard. En pareil cas, une position plus ou moins latérale de l'objet fixé ou une légère inclinaison de la tête sont indispensables, et ce n'est que grâce à l'un de ces artifices que le strabique parvient à diriger, sans fatigue aucune, l'axe oblique de son bon œil sur l'objet fixé.

Ce n'est pas que l'individu ne puisse redresser complétement son bon œil, puisque c'est là, au contraire, le caractère distinctif du strabisme. Seulement, comme ce redressement entraîne la fatigue de l'antagoniste insuffisant et aussi du muscle droit interne de l'œil strabique, l'individu préfère tourner légèrement sa tête ou bien déplacer latéralement l'objet.

En d'autres termes, l'asthénopie musculaire que nous

avons vue être la cause qui réduit l'individu à la vision monoculaire, fait encore ici que le strabique recherche l'attitude où il se trouve dispensé de corriger la déviation concomitante de l'œil sain, laissant ainsi au repos les muscles insuffisants, aussi bien de l'un que de l'autre œil.

Au point de vue de la déviation en dedans des deux yeux à la fois, il y a effectivement strabisme double. Mais ce strabisme se réduit à un strabisme unilatéral par l'artifice qu'emploie l'individu de ne jamais fixer en face. Il regarde toujours de travers avec son œil sain sans quoi l'objet visé ne serait jamais sur le trajet de l'axe optique principal, mais se placerait sur l'un des axes secondaires que nous pourrions appeler l'axe de l'œil strabique.

L'étude que nous venons de faire du strabisme *alternant* et du strabisme *double* termine ce que nous avions à dire sur le strabisme en général. — Nous arrivons maintenant au traitement de cette affection, dont nous avons étudié successivement les phases diverses : asthénopie musculaire, strabisme latent ou dynamique, strabisme intermittent, strabisme confirmé et constant, avec la variété double et alternante.

TRAITEMENT DU STRABISME

De tout temps, cette affection a préoccupé les chirurgiens. Elle constitue, en effet, une difformité choquante qui nuit au physique et gêne considérablement la vision. Cependant les anciens chirurgiens n'avaient proposé aucun moyen sérieux contre cette difformité, et la chirurgie moderne peut revendiquer à juste titre l'honneur du traitement du strabisme.

Ce traitement comprend deux méthodes :

1° Redressement des axes optiques par l'exercice des muscles de l'œil et développement progressif de la sensibilité de la rétine. Les *verres prismatiques*, les *lunettes* appropriées et le *stéréoscope* ont été employés dans ce but.

2° Section des tendons ou *ténotomie* oculaire.

La première méthode, appelée *orthophthalmique*, a été perfectionnée dans ces dernières années par Javal, grâce à l'emploi du stéréoscope. C'est une méthode gymnastique.

La seconde méthode ou chirurgicale, appelée aussi strabotomie, est de beaucoup la plus importante et doit nous occuper longuement.

Le traitement orthophthalmique, auquel nous consacrerons une leçon entière, peut, dans certaines circonstances, avoir une véritable efficacité. On peut lui reprocher d'être souvent infidèle et d'agir avec une lenteur désespérante, aussi bien pour le médecin que pour le malade. Il n'est pas non plus sans offrir des inconvénients ; cet exercice forcé, en stimulant la tendance à voir binoculairement, peut fatiguer l'œil assez pour qu'on soit obligé de suspendre le traitement. De plus, lorsque la correction de la déviation a été obtenue, le malade se croit guéri ; malgré toutes les observations et les instances, fatigué qu'il est de la longueur du traitement, il abandonne l'usage du stéréoscope, quoique cette correction ne suffise pas à la guérison et qu'il faille encore poursuivre les exercices gymnastiques si l'on veut rétablir l'équilibre musculaire détruit. J'ajouterai que chez les enfants il faut renoncer absolument à ce mode de traitement.

L'ancienne méthode orthophthalmique se faisait avec des

lunettes spéciales, opaques, bombées en dehors, percées d'un petit orifice à leur point central et appelées *louchettes*. Le professeur Roux, qui louchait depuis son enfance, avait suivi ce genre de traitement, avec succès, prétendait-il; mais la vérité est qu'il loucha jusqu'à la fin de ses jours.

On a proposé aussi les lunettes *prismatiques;* mais celles-ci, impuissantes dans le strabisme où il n'y a pas de diplopie à combattre, sont surtout indiquées, comme nous le dirons plus loin, lorsqu'il s'agit d'une diplopie franche, symptomatique, d'une déviation paralytique d'un des yeux.

Le traitement orthophthalmique était à peu près abandonné, lorsque Javal appela de nouveau l'attention sur lui, en proposant l'emploi du stéréoscope. Nous verrons plus tard les services que cet instrument peut rendre, lorsqu'il s'agit d'améliorer un strabisme chez des malades assez pusillanimes pour repousser l'intervention chirurgicale, ou bien lorsqu'il faut activer et consolider la faculté de voir binoculairement acquise par une récente ténotomie.

Quoi qu'il en soit, le traitement chirurgical est le moyen principal à employer et dont le résultat est le plus sûr.

Sans entrer dans des questions de priorité où l'amour-propre personnel et même national paraît être en cause, nous ne croyons pas nous éloigner de la vérité en disant que les tentatives heureuses de Dieffenbach, en 1838, donnèrent la première et la principale impulsion à l'opération de la strabotomie.

Depuis cette époque l'opération traversa deux périodes bien tranchées.

La première peut être appelée la période d'engouement. On opérait tous les strabiques. Roux, Velpeau, Bonnet (de

Lyon) et d'autres, en France, firent un grand nombre de strabotomies, presque toujours avec des résultats mauvais, de sorte que ces nombreux insuccès firent tomber cette opération en discrédit.

De nos jours, la strabotomie est une opération qu'on ne fait accepter au malade que très-difficilement, et c'est ce qui explique le petit nombre d'opérations qui se pratiquent en France.

En Allemagne, au contraire, c'est une opération très-bien acceptée, et à Berlin, par exemple, les individus opérés de strabisme, dans une année, se comptent par plusieurs centaines.

Cette période d'engouement que traversa la strabotomie donna lieu à plusieurs travaux importants. Bonnet (de Lyon) est le premier qui comprit bien l'opération et la régularisa.

En voyant les résultats vagues, incertains et peu satisfaisants obtenus jusqu'alors, il étudia les muscles de l'œil; il donna une excellente description de la membrane de Ténon. Ce fut lui qui, le premier, fit remarquer qu'il n'était pas nécessaire, pour pratiquer la strabotomie, de couper le corps charnu du muscle, comme le faisaient Roux et Velpeau, mais de sectionner seulement la portion du tendon comprise dans l'épaisseur de la membrane de Ténon.

Ces remarques si judicieuses de Bonnet ne furent point appréciées en France, et tout d'abord ce furent les Allemands qui s'en emparèrent pour les utiliser et les mettre en pratique.

Autrefois, pour exécuter la strabotomie, on détruisait la membrane de Ténon, puis on coupait le muscle, de sorte qu'on faisait l'opération trop en arrière. On croyait en outre qu'un muscle entièrement coupé se reconstituait par l'interposition entre les deux bouts de la section d'un morceau de tissu musculaire de nouvelle formation. Le muscle qui avait produit le strabisme par sa rétraction, se trouvait allongé par le fait, sans rien perdre de sa force de contraction. Le strabisme devait disparaître, si l'opération était bien faite. Les vivisections et les autopsies ont parfaitement démontré qu'un muscle oculaire coupé ne reprend plus, et ces expériences physiologiques rendent compte des insuccès des anciens chirurgiens.

Lorsque pour un strabisme en dedans, on sectionnait le corps charnu du droit interne, le muscle restait coupé en deux pour toujours. L'œil livré aux seules contractions du muscle droit externe se tournait en strabisme divergent, ce qui obligeait souvent à sectionner à son tour le muscle prépondérant.

Aujourd'hui, on ne pratique plus la myotomie. On fait la ténotomie. On allonge le muscle sans le couper, sans nuire à sa force de contraction, en sectionnant le tendon à son insertion scléroticale. Le tendon coupé recule dans sa gaîne fibreuse, mais en restant intimement uni à elle, et c'est cette gaîne, intermédiaire au muscle et à la sclérotique, qui remplacera le tendon coupé et qui agira sur l'œil lorsque le muscle entrera en contraction.

A partir de Bonnet (de Lyon), dont les travaux furent surtout appréciés en Allemagne, l'école de Berlin, Critchett en Angleterre, et d'autres chirurgiens pratiquèrent avec grand succès la ténotomie. Cette opération, perfectionnée comme elle l'est de nos jours, est devenue une question de mécanique oculaire. On est parvenu à la proportionner au degré du strabisme, c'est-à-dire que la section du tendon est différente suivant que l'œil est dévié de 1 ligne, de 2 lignes, de 3 lignes, etc.

Quelles sont donc les données de mécanique oculaire qu'il faut connaître pour bien pratiquer la strabotomie ?

Soit un œil affecté de strabisme interne sur lequel on va pratiquer la ténotomie. Il s'agit, à vrai dire, d'un recul du tendon, et l'expérience démontre que ce recul doit être proportionné à la déviation vicieuse de l'œil en dedans. Cette déviation est-elle, par exemple, de 5 millimètres, il faut reculer l'insertion du tendon *d'une même* quantité.

Mais il importe de savoir que cet éloignement du tendon, par rapport au centre de la cornée, modifie les effets que produit la contraction musculaire sur le déplacement de ce centre.

L'arc excursif du centre cornéen se trouve réduit proportionnellement au nombre de millimètres dont on éloigne le tendon de son insertion primitive ; en même temps, la force de contraction du muscle est réduite, en vertu de ce principe de mécanique, qu'étant données une sphère et une force appliquée à un point de cette sphère, plus le point d'application de la force est rapproché du pôle qu'elle est destinée à déplacer et plus cette force a d'effet sur la rotation de la sphère et l'évolution du pôle considéré.

Plus, au contraire, le point d'application de la force s'éloigne du pôle, moins cette force a d'action sur la rotation de la sphère. En sectionnant le tendon, on le fait rétracter dans sa gaîne, on le fait reculer, on le rapproche du diamètre transversal de l'œil, et le muscle perdra d'autant plus de sa force qu'il sera plus éloigné du centre de la cornée.

Son action sera moindre sur la rotation du globe oculaire.

Le tendon du droit interne étant sectionné, la force adductrice de ce muscle diminuera. Or, cette diminution d'action n'est pas en rapport avec le degré de recul du tendon, mais lui est *supérieure*.

Pour un recul du tendon représenté par 6, par exemple, l'insuffisance musculaire consécutive sera de 7. De sorte que, après la ténotomie du droit interne, l'œil se redressera sans doute, mais le muscle sectionné reste affaibli et désormais insuffisant. Il s'ensuit que l'œil opéré a un arc excursif inférieur à celui du côté sain. Après l'opération, l'individu a une tendance au strabisme externe *relatif*, et louche en dehors chaque fois qu'il veut fixer un objet de près.

Ce fait clinique que le recul du tendon fait disparaître le strabisme, mais rend le muscle insuffisant, limite le degré dont le tendon peut être déplacé. Ce recul, par exemple, ne pourra être que de 3 à 4 millimètres pour un strabisme de 5 millimètres. Même avec cette précaution, il y a encore un certain degré d'asthénopie musculaire, mais celle-ci est d'autant plus petite que le recul reste limité.

Il faut l'avouer, c'est l'école de Berlin qui, en s'inspirant des travaux précieux de Bonnet (de Lyon), a tracé la règle à suivre en ces circonstances.

Soit un strabisme interne de 6 millimètres. Comme l'asthénopie musculaire qu'entraîne l'opération est bien supérieure au recul du tendon, si on déplace le tendon du droit interne du côté strabique, de 6 millimètres, on aura consécutivement une insuffisance musculaire égale à 7.

D'où une atteinte sérieuse aux mouvements combinés de

convergence des deux yeux, et peut-être un strabisme externe, beaucoup plus disgracieux que celui qu'on avait voulu corriger.

On a eu donc l'idée fort ingénieuse de reculer le tendon du droit interne du côté strabique de *trois millimètres seulement*, et de pratiquer la même opération sur le droit interne du côté sain. Dans ces conditions, comme nous le verrons prochainement, le strabisme est suffisamment corrigé. L'asthénopie musculaire est insignifiante. Les mouvements combinés de convergence ne sont pas compromis. Les axes optiques peuvent s'entrecroiser à une distance donnée. — En un mot, le strabisme a été corrigé dans une mesure satisfaisante et la vision binoculaire a été rétablie.

NEUVIÈME LEÇON

TRAITEMENT DU STRABISME (SUITE)

Des causes qui peuvent modifier l'effet correcteur de la ténotomie. — Le dosage de la ténotomie n'est pas susceptible de cette précision mathématique que de Graefe a affirmée. — Du balancement musculaire régulier après l'opération.

MESSIEURS,

J'ai abordé dans la dernière leçon le traitement du strabisme. Je vous ai donné les notions générales sur l'opération de la strabotomie pour remédier aux déviations vicieuses de l'œil.

Cette méthode, dont l'idée première revient à Bonnet (de Lyon), diffère de celle de Dieffenbach et de Jules Guérin en ce qu'elle s'adresse au tendon et non au corps du muscle. En procédant de la sorte, on obtient le *meilleur effet correcteur* de la déviation de l'œil, avec le *moins d'insuffisance* possible du muscle sectionné.

Le but de la ténotomie est atteint lorsqu'un objet situé sur la ligne médiane est vu binoculairement à toutes les distances, c'est-à-dire depuis quatre pouces jusqu'à l'infini s'il s'agit d'un œil emmétrope et, d'une façon générale, pour toutes les distances comprises entre le *punctum proximum* et le *punctum remotum*.

Mais, pour arriver à un résultat si parfait, il faudrait pouvoir doser le résultat de la ténotomie dans chaque cas particulier; c'est ce qui a été tenté par de Graefe, sans que nous puissions dire qu'il ait atteint la précision mathématique à laquelle il visait. Il est en effet difficile, sinon impossible, de proportionner d'une manière très-exacte le recul du tendon à la déviation de l'œil; car le résultat de l'opération ne dépend pas exclusivement de la quantité dont on allonge le muscle déviateur, mais de bien d'autres causes que nous allons énumérer et qui font que deux ténotomies absolument semblables, pratiquées pour un même dégré de déviation des yeux, donnent des résultats différents.

Une première cause réside dans l'ancienneté du strabisme. Un strabisme de vieille date offrira un muscle déviateur plus rétracturé et par cela même plus disposé à rester court que dans le cas de strabisme récent.

Une seconde cause, importante à considérer, est l'âge de l'individu affecté. Le résultat de l'opération sera, en général, plus satisfaisant et surtout plus évident chez un enfant que chez un adulte, toutes les autres conditions étant égales d'ailleurs. — Le recul du tendon devra donc être plus grand chez un malade âgé que chez un jeune.

Une autre cause qui contribue à modifier le résultat final de la ténotomie réside dans le degré de l'acuité visuelle, variable chez les différents sujets. — Si l'acuité de la vision est conservée ou simplement suffisante, l'œil dévié sera, après l'opération, sollicité à prendre part à la vision binoculaire. — La strabotomie une fois faite, l'antagoniste du muscle déviateur se contractera avec une énergie progressive pour amener sur la tache jaune l'image correspondante à l'œil dévié. —

L'œil dont l'acuité visuelle est conservée aura donc de la tendance à se redresser, ce qu'il ne ferait certainement pas si l'acuité de sa vision était insuffisante. — Le résultat définitif sera toujours proportionnel à l'acuité visuelle, et, s'il y a amblyopie, il ne faut guère compter sur un redressement progressif ultérieur.

Il est encore une cause qui fait sentir toute son influence sur le résultat final de la ténotomie ; c'est l'état de réfraction des yeux. La myopie et l'hypermétropie, qui ont agi pour faire passer le strabisme de l'état latent à l'état confirmé, conservent, après comme avant l'opération, toute leur puissance et agissent toujours pour donner la prépondérance soit au pouvoir adducteur de l'œil, soit au pouvoir abducteur.

Chez le myope où il y a strabisme externe ou divergent, le redressement en dedans sera moins complet, après l'opération, que chez l'emmétrope, à cause de l'insuffisance, plus grande chez le premier, du muscle antagoniste, le droit interne.

De même chez l'hypermétrope où le strabisme est convergent, l'antagoniste du muscle déviateur, le droit externe, étant moins fort que chez l'emmétrope, il sera nécessaire de faire un recul plus considérable du tendon afin de diminuer, autant que possible, la prépondérance fonctionnelle du droit interne et d'obtenir ainsi une correction suffisante et durable de la déviation.

Une influence dont il faut tenir grand compte est le défaut de synergie entre la convergence et l'accommodation qui existe chez les strabiques. Cette influence se fera sentir particulièrement chez les myopes opérés pour un strabisme externe ; car alors le muscle droit interne, dans la vision des objets rapprochés, ne sera pas sollicité davantage, après l'opération, à se contracter pour amener les yeux en convergence mutuelle. Depuis longtemps, en effet, la convergence de l'œil sain n'avait aucune influence sur la convergence de l'œil strabique. Ils convergeaient l'un et l'autre séparément par habitude, de sorte que ce défaut invétéré de synergie dans les mouvements combinés de convergence peut, jusqu'à un certain point, nuire au résultat final de l'opération, et, en tout cas, s'ajouter aux causes déjà citées, pour faire que la mesure de la strabotomie ne puisse être qu'approximative.

Le dosage des effets de la ténotomie n'est donc pas susceptible d'une précision absolue comme le prétendait de Graefe, puisqu'une multitude de causes diverses agissent pour faire changer les résultats immédiats de l'opération.

En tenant compte de toutes ces influences, et en nous rappelant qu'après la strabotomie les axes optiques ne sont pas sollicités à marcher ensemble, il est facile de concevoir qu'il n'y aura pas concordance absolue entre les deux lignes visuelles après l'opération. Tous les efforts du chirurgien devront donc avoir pour but de rendre cette concordance aussi grande que possible; et c'est en faisant la part des influences qui peuvent nuire au résultat recherché qu'il lui sera permis d'obtenir une perfection relative ou tout au moins suffisante.

Tout le monde sait, d'ailleurs, qu'une faible déviation en dedans est bien moins choquante, moins gênante qu'une déviation en dehors, quelque légère qu'elle soit. S'il y a une légère imperfection inévitable dans la concordance des deux yeux, il faut faire en sorte qu'elle se montre plutôt en dedans qu'en dehors. — En supposant l'acuité visuelle conservée, le point de mire, c'est-à-dire le point visé sur la ligne médiane par l'œil strabique au repos, doit être à une distance moyenne, ni trop rapprochée, ni trop éloignée. — Cela ne suffit pas encore, attendu que cette distance varie avec le genre de vue, myopie, emmétropie et hypermétropie. — Or, en partant de cette donnée que la distance minimum de la vision de près est de 3 pouces dans la myopie, de 4 pouces dans l'emmétropie et de 8 pouces dans l'hypermétropie, on arrive à prouver par le calcul que la distance moyenne en question correspond à 6 pouces, 8 pouces et 12 pouces, suivant qu'il s'agit d'un œil myope, emmétrope ou hypermétrope. — Ceci établi, il reste encore à rechercher si, dans les limites extrêmes du *punctum proximum* au *punctum remotum*, le fonctionnement musculaire s'effectue normalement.

Dans cette recherche nous allons commencer par l'œil *myope* :

Lorsque les lignes visuelles parallèles convergent sur la ligne médiane à 3 pouces, chacune d'elles fait avec le plan médian et avec la ligne primitivement parallèle un angle qui, pour des yeux dont les centres sont distants de 2 pouces 1/2 ou 64 millimètres, est de 22 à 24 degrés.

Si le point de mire s'éloigne à 6 pouces du plan de la face, l'angle ne sera plus que de 11 à 12 degrés ; et il suffit aux axes de se porter en dehors d'un angle égal aux précédents pour atteindre le parallélisme. Ainsi 11 à 12 degrés de déviation latérale suffisent pour ramener les lignes visuelles parallèles ou pour les faire converger à 3 pouces, à condition que le balancement musculaire ait été réglé sur une distance moyenne de 6 pouces. On peut s'en convaincre en jetant un coup d'œil sur la figure suivante :

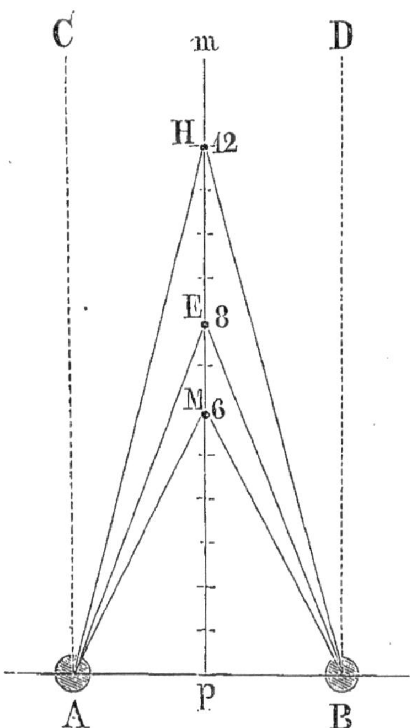

Comme une déviation angulaire de 11 à 12 degrés équivaut à un prisme de verre de 21 à 22 degrés, il en résulte qu'un œil myope devra, après une opération bien faite, pouvoir surmonter, dans la vision au loin, l'action d'un pareil prisme bien que son sommet soit dirigé en dedans ou en dehors. Cette expérience démontre, en effet, que le droit interne et le droit externe possèdent chacun la force de contraction voulue pour faire parcourir à l'œil l'espace compris entre une convergence de 3 pouces et le parallélisme des lignes visuelles entre elles.

Tel est le cas de l'œil myope.

L'œil *emmétrope* ayant pour limite rapprochée la distance de 4 pouces et la position moyenne de la vision distincte étant égale à 8 pouces, c'est sur cette dernière distance qu'il faudra régler le mésoroptre de l'œil opéré. — Or, l'angle que font alors les deux axes optiques entre eux est de 18 degrés (9 de chaque côté), tandis qu'à 4 pouces l'angle mesure 36 degrés (18 de chaque côté). — Il en résulte que la ligne du regard, primitivement fixée à 8 pouces, devra parcourir un angle de 9 degrés, soit pour passer au parallélisme, soit pour atteindre la limite extrême de la vision rapprochée et distincte.

La conclusion de tout cela est que si un œil emmétrope, opéré suivant les règles, parcourt aisément cet angle ou, ce qui revient au même, surmonte l'action déviatrice d'un prisme égal à 17 degrés à sommet interne ou à sommet externe, l'équilibre musculaire de cet œil est aussi satisfaisant que possible et on n'a à redouter aucune insuffisance, ni du côté de la limite éloignée, ni du côté de la limite rapprochée de la vision distincte.

L'œil *hypermétrope* dont la limite inférieure de la vision distincte se trouve habituellement à 6 ou 8 pouces et qui d'autre part voit à l'infini offre, comme position moyenne de la vision distincte, la distance de 12 pouces.

Pour atteindre en pareille circonstance le parallélisme, ou l'extrême adduction, la ligne du regard n'a qu'à parcourir un angle de 6 degrés en dehors ou de 6 degrés en dedans; les axes visuels faisant entre eux un angle de 12 degrés dans le premier cas (6 de chaque côté) et de 18 ou de 24 dans le second (9 à 12 de chaque côté).

Or, une déviation angulaire de 6 degrés pouvant être neutralisée par un prisme de 11 degrés, c'est un prisme de cette force à sommet interne ou à sommet externe que l'œil opéré devra pouvoir surmonter pour être jugé apte à parcourir, sans signe d'insuffisance musculaire, l'étendue accommodative qui lui est dévolue.

Une pareille perfection dans le résultat n'est pas, du reste, toujours possible. Elle fait même souvent défaut, soit à cause de l'altération de nutrition des muscles raccourcis ou allongés, soit par suite du manque de synergie habituelle des yeux, soit enfin à cause de l'amblyopie très-fréquente de l'œil strabique qui rend les appréciations de ce genre difficiles en même temps qu'inutiles.

En pareil cas l'opération n'a plus qu'un but essentiellement cosmétique, et alors un certain degré de convergence est ce qu'il y a de mieux. — Avant tout il faut s'attacher à éviter un strabisme externe consécutif qui est le plus disgracieux pour la régularité de la forme.

Voilà sans doute pourquoi de Graefe a donné le précepte de régler le balancement musculaire de l'œil opéré sur une distance de 6 pouces qui est à peu près la position moyenne entre le parallélisme et l'extrême convergence et dans laquelle les centres des pupilles correspondent approximativement au milieu de la fente palpébrale. Nous avons vu précédemment que, chez l'emmétrope et surtout chez l'hypermétrope, cette distance peut être reculée jusqu'à 8 et 12 pouces, mais pas davantage, car autrement on s'expose à substituer au strabisme interne, un strabisme externe bien autrement disgracieux que le premier.

DIXIÈME LEÇON

TRAITEMENT DU STRABISME (SUITE)

La ténotomie. — Des différentes méthodes de la pratiquer. — Procédé ordinaire. — Procédés sous-conjonctivaux de Jules Guérin et de Critchett. — Règles à suivre après l'opération.

MESSIEURS,

Nous venons de voir précédemment que le dosage de la ténotomie ne peut être aussi exact et aussi mathématique que le veut de Graefe.

La mesure n'en peut être qu'approximative, parce que le résultat final de l'opération ne dépend pas seulement de la quantité dont on recule le tendon du muscle déviateur, mais aussi de l'état de réfraction des yeux. — Il ne suffit pas, en un mot, d'une ténotomie pour remédier à un strabisme, car, après comme avant l'opération, la myopie et l'hypermétropie qui ont amené la production du strabisme conservent toute leur influence déviatrice.

L'équilibre musculaire n'existe pas et la prépondérance fonctionnelle du pouvoir adducteur ou du pouvoir abducteur se fait sentir comme auparavant.

Le résultat de l'opération ne sera donc jamais parfait et accompli, et, l'imperfection étant la règle, il faut faire en sorte qu'elle soit aussi légère et aussi petite que possible. Il importe donc, l'opération une fois faite, que les deux pupilles occupent à peu près le milieu de la fente palpébrale, afin que les lignes visuelles arrivent au parallélisme, ou qu'elles puissent converger suffisamment pour la vue à 4 pouces chez l'emmétrope, et la vue à 3 pouces 1/2 chez le myope, avec le moins d'effort possible de la part des muscles droits internes et externes. Dans ces conditions, le résultat de l'opération ne sera certainement pas aussi parfait que nature, mais il sera au moins très-satisfaisant. Il est vrai que l'œil opéré semblera encore loucher un peu en dedans; mais en revanche on aura évité ainsi le strabisme en dehors.

Y a-t-il moyen de prévoir les résultats de l'opération?

D'une façon absolue, non. Car le pronostic ne dépend pas seulement de la déviation plus ou moins considérable de l'œil strabique, mais aussi de l'état de réfraction des yeux, et surtout du degré de myotilité que l'antagoniste possède encore.

Le *pronostic* doit surtout s'appuyer sur le degré de mobilité de l'œil dans le sens opposé au strabisme. Si le muscle antagoniste est affaibli ou parétique, l'œil ne sera pas sollicité à se redresser et à revenir à sa place, ou ne le sera que peu, après la ténotomie.

Manuel opératoire. — Cependant, l'opération est décidée et va être faite; soit un strabisme convergent du côté droit pris pour exemple : au préalable, on ferme le bon œil, et immédiatement l'œil strabique se redresse; s'il ne s'est pas suffisamment porté en dehors, on ordonne à l'individu de regarder à son extrême droite, vers la tempe; ce mouvement dégage en dedans le globe oculaire et facilite l'opération; quelquefois, malgré toute sa bonne volonté, le malade ne peut arriver à un mouvement d'abduction assez prononcé, parce que le droit externe est plus ou moins affaibli, ou bien encore parce que l'œil est rétif et refuse d'obéir.

Alors, pour attirer complétement l'œil en dehors, on implante dans la conjonctive et le tissu épiscléral, tout près de la cornée et *du côté de l'opération*, un petit crochet très-fin et très-délié.

L'œil est donc ramené en dehors, et l'opération va avoir lieu.

Procédé classique. — A l'aide d'une petite pince à dents de souris, on saisit tout près de la cornée un pli conjonctival *horizontal*, c'est-à-dire *parallèle au tendon qu'on va sectionner;* on incise le pli avec des ciseaux courbes, de façon à obtenir une plaie conjonctivale de la *hauteur* de la cornée environ.

Cela fait, on écarte avec des ciseaux mousses les deux lèvres de la plaie, on repousse de tous côtés le tissu épiscléral, de façon à dégager plus ou moins complétement la gaîne du tendon qu'on veut sectionner et surtout le bord inférieur du tendon sous lequel on va glisser le crochet mousse à strabisme.

Le dégagement du tendon doit être fait principalement vers les deux bords supérieur et inférieur, et *aussi près que possible* de son insertion à la sclérotique. Le crochet mousse une fois passé sous le bord supérieur ou inférieur du tendon, on le fait cheminer par des mouvements de va-et-vient, à droite et à gauche; on le glisse entre la sclérotique et le tendon jusque sous le bord opposé de celui-ci, de façon à l'avoir tout entier ou à peu près, chargé sur le crochet.

Ce temps de l'opération n'est pas facile, tant s'en faut ; car lorsque la conjonctive est ouverte et le tissu épiscléral refoulé et repoussé de tous côtés, il s'agit de trouver le tendon et sa gaîne ; or cette gaîne est unie, identifiée avec la sclérotique ; le sang lui donne une coloration rouge qui augmente les difficultés pour la trouver et la décoller entièrement. — Cette difficulté pour charger le tendon est surtout évidente lorsqu'il s'agit de s'assurer que les fibres supérieures du tendon n'ont pas échappé à la section ; ce qui arrive presque toujours si l'on ne prend pas la précaution d'insinuer sous celles-ci, et de haut en bas, un second crochet qu'on fait cheminer de nouveau entre le tendon incomplétement coupé et la sclérotique.

Primitivement on pratiquait la section du tendon derrière le crochet, du côté des fibres musculaires ; ce qui constituait, nous l'avons déjà dit, une mauvaise pratique. Aujourd'hui, la section se fait par petits coups de ciscaux courbes et à pointe mousse en deçà du crochet, tout contre la sclérotique, en rasant en quelque sorte l'insertion du tendon sur le globe oculaire. En procédant de la sorte, on évite de léser la capsule de Ténon, et l'on n'a pas à craindre une trop grande insuffisance du muscle coupé. Ce temps de l'opération accompli, comme quelques fibres peuvent encore avoir échappé, il est utile de rechercher avec le crochet et de sectionner les moindres fibres qui se présentent à la vue, de façon à apercevoir nettement la sclérotique.

Lorsque l'insertion du muscle est détachée de l'œil dans toute son étendu, lorsqu'on a refoulé en haut et en bas le tissu épiscléral qui relie le tendon aux expansions latérales de la capsule de Ténon, l'opération est terminée.

Procédé de Jules Guérin. — Telle est la strabotomie faite par le procédé classique. Jules Guérin en a proposé un autre, le procédé sous-muqueux, qui se fait de la manière suivante :

Soit une ténotomie du droit interne ; on sait que son tendon est situé un peu plus haut que le plan horizontal qui passe par la fente palpébrale. L'œil est attiré et fixé en dehors; puis, à 7 ou 8 millimètres de la cornée, on fait à la conjonctive un pli horizontal, et à l'aide d'un stylet *on pénètre sous la conjonctive à la base du pli.* — On arrive tangentiellement à l'œil; on dégage le tendon par des mouvements de va-et-vient; on passe au-dessous de lui, on l'isole, et c'est alors qu'on introduit à plat, sous le tendon ainsi chargé, un ténotome en Z, c'est-à-dire coudé deux fois, à tranchant convexe et à dos concave. Puis, un mouvement de révolution sur son axe étant imprimé au manche de l'instrument, le tranchant de la lame est tourné vers le muscle; en s'appuyant sur la sclérotique, on sectionne le tendon, par des mouvements de scie qui donnent à la main de l'opérateur une sensation particulière ; on entend un petit bruit tout spécial au moment de la section, la ténotomie est faite. Il s'écoule un peu de sang qu'on fait sortir, par une douce pression, de la plaie sous-conjonctivale, et il ne reste qu'une petite piqûre qui guérit très-vite.

Telle est la description du procédé de Jules Guérin. Au point de vue pratique, on peut dire qu'il est bien plus incertain que le procédé classique, parce qu'il présente beaucoup plus de difficultés.

Ce procédé sous-conjonctival, dont l'exécution est réellement difficile, a été repris et modifié en Angleterre, par Critchett, de la façon suivante :

Procédé de Critchett. — On fait, au point d'élection, une incision horizontale et parallèle au bord inférieur du tendon du muscle déviateur. — Puis on cherche, à l'aide d'un crochet, à décoller le tendon, ce qui se fait d'ailleurs plus facilement que dans le procédé de Jules Guérin, grâce à la grandeur de la plaie conjonctivale.

Après avoir détaché les fibres tendineuses de bas en haut, Critchett pratique à la conjonctive une nouvelle boutonnière, parallèle au bord supérieur du tendon. Il introduit de nouveau son crochet sous le muscle de haut en bas, de façon à bien s'assurer qu'il est parfaitement détaché et isolé; puis il le saisit entre les branches de ciseaux mousses. — Il relève le crochet de façon à donner aux fibres tendineuses une tension suffisante, et aussitôt il en fait la section qui s'exécute sans aucune difficulté.

Ce procédé de ténotomic se fait donc moyennant deux plaies linéaires et horizontales de la conjonctive, séparées par un pont de muqueuse saine et intacte.

Cette opération, quoique plus compliquée, est préférable à celle de Jules Guérin, car son résultat est moins incertain. Ajoutons qu'avec le procédé de Critchett la rétraction du tendon dans sa gaîne et le redressement subséquent de l'œil sont généralement moins accusés et moins complets qu'avec le procédé ordinaire. Or, c'est précisément ce résultat incomplet qu'on cherche à obtenir dans les cas de déviation peu accusée ; c'est-à-dire qu'avec le procédé de Critchett il est possible de corriger un strabisme d'une façon suffisante, et qu'on ne s'expose pas, comme avec le procédé classique, à dépasser le but et à transformer un strabisme interne en strabisme externe.

De même, dans les cas de strabisme convergent considérable où les deux yeux doivent être redressés, on peut opérer l'œil sain par ce procédé et réserver le procédé ordinaire pour l'œil franchement strabique.

En résumé, le procédé de Critchett doit être employé toutes les fois que la déviation strabique ne dépasse pas *une ligne* ou *deux*. Si la déviation atteint *deux lignes* ou *deux lignes et demie*, il est insuffisant; et pour obtenir un redressement convenable de l'œil, il faut se servir du procédé ordinaire. Lorsque la déviation dépasse *trois* lignes, les deux yeux devant être opérés, il faut réserver le procédé classique pour l'œil strabique et celui de Critchett pour faire la ténotomie sur l'œil sain, comme nous l'avons dit plus haut.

Cette double opération, qu'on est obligé de pratiquer encore assez souvent sur l'œil strabique et sur l'œil sain, ne doit pas s'exécuter le même jour, attendu qu'il faut savoir que dans un certain nombre de cas, relativement favorables, il a suffi de redresser l'œil strabique pour voir disparaître par la suite l'adduction prononcée de l'autre œil.

Avant toute opération de strabotomie, il est important d'exercer l'œil strabique, afin de rétablir la lutte entre l'antagoniste et le muscle déviateur. Dans le strabisme, la diplopie n'existant plus par suite de la neutralisation des images rétiniennes, il en résulte que l'individu ne fait aucun effort pour voir binoculairement, et il importe, dès lors, de rétablir la diplopie, c'est-à-dire d'activer à nouveau la tendance à la vision binoculaire. Il faut donc priver le malade de l'usage de son œil sain, pendant un certain temps. L'œil strabique, livré à lui-même, se redresse pour suffire à la vision en face, à droite et à gauche; grâce à cet exercice continuel, le muscle primitivement allongé gagne chaque jour de la force; et lorsque, plus tard, on vient à découvrir l'autre œil, le malade commence à voir double, et sa diplopie augmente progressivement; autrement dit, le besoin de la vision binoculaire s'accentue de plus en plus.

C'est alors qu'il faut pratiquer la ténotomie pour favoriser cette tendance à la binocularité, et la rendre durable. Il va sans dire que, dans le cas où l'œil strabique a perdu une grande partie de son acuité visuelle, tout exercice préliminaire devient superflu, et il faut procéder d'emblée à l'opération, qui ne se propose plus qu'un but purement cosmétique.

L'opération une fois faite, il faut se rendre compte du résultat obtenu. Grâce à la ténotomie, on a affaibli le muscle droit interne; mais peut-être a-t-on dépassé le but, et l'a-t-on affaibli d'une façon excessive? Peut-être, maintenant, va-t-il être insuffisant et céder au muscle droit externe, devenu prépondérant?

Pour être sûr que le résultat obtenu primitivement n'a pas dépassé le but, il faut que la diminution de la mobilité en dedans de l'œil opéré ne dépasse pas *deux lignes et demie* sur l'état antérieur, et *une et demie* relativement à l'œil sain. Tout degré supérieur d'insuffisance doit faire craindre la production ultérieure d'un strabisme en sens inverse, avec ou sans diplopie croisée; de même qu'un degré inférieur d'insuffisance indique que quelques fibres du tendon ont échappé, auquel cas il faut, à l'aide d'un petit crochet mousse, les soulever et en faire la section.

Il arrive parfois que l'excès de correction n'est qu'apparent et dû à la douleur que provoque la contraction du muscle sectionné. Il faut connaître cette particularité pour ne pas s'en effrayer ; effectivement, il n'est pas rare de voir l'insuffisance des premiers jours faire place à une rectitude parfaite, à mesure que la cicatrisation avance.

Il ne faut pas, du reste, se faire trop d'illusion, sachant que le résultat final de l'opération ne correspond pas toujours au résultat immédiat.

L'opération terminée, certains chirurgiens ont l'habitude d'appliquer sur l'œil un pansement par occlusion. Cette méthode est mauvaise, parce qu'elle peut développer une blépharo-conjonctivite qui vient compliquer inutilement la situation. D'ailleurs, l'occlusion de l'œil a un autre désavantage. L'œil fermé à la lumière a sa pupille portée en haut et en dedans, ce qui est une position très-compromettante pour le résultat de l'opération, puisqu'il s'agit de corriger un strabisme interne et de maintenir l'œil en abduction.

Il ne faut donc pas surcharger l'œil de pièces de pansement, mais le laisser dans l'obscurité pendant quarante-huit heures, recouvert d'un simple voile vert.

Au bout de deux ou trois jours, pour ne pas trop exciter la sensibilité de l'œil qui est alors vive, on ne laisse pénétrer dans la chambre de l'individu opéré que quelques rayons de lumière : c'est la demi-obscurité ou le petit jour. Au bout d'un septénaire on peut permettre le grand jour, mais en imposant à l'individu des lunettes bleues.

Jusqu'à présent nous avons agi comme si l'opération avait

été suivie d'un résultat satisfaisant ; mais elle peut échouer quelquefois plus ou moins complétement. Ou bien la ténotomie a été insuffisante, et l'œil est toujours dévié dans une forte adduction ; ou bien elle a dépassé le but qu'on s'était proposé : l'œil est devenu strabique en sens inverse.

Dans le premier cas, on s'aperçoit qu'on n'a pas assez allongé et affaibli le muscle déviateur. Le strabisme en dedans est moins prononcé peut-être, mais il existe toujours.

On a proposé alors plusieurs moyens de correction, auxquels il ne faudrait pas se fier entièrement. Bowman avait conseillé d'attirer l'œil dans l'abduction, à l'aide d'un fil de soie qu'on passe sous la conjonctive en dehors de la cornée, et qu'on fixe ensuite sur la joue à l'aide d'un emplâtre adhésif ou d'un peu de collodion.

Wilde a conseillé, dans le cas de section complète du tendon, de passer une anse de fil comprenant le segment antérieur du tendon coupé et destiné à fixer l'œil en dehors, pendant tout le temps nécessaire à la cicatrisation.

Comme ce fil en passant sur la cornée et la conjonctive peut enflammer l'œil, ou pour le moins être très-gênant, Snellen a proposé de faire un pli à la conjonctive au niveau de l'angle externe de l'œil et d'y appliquer un point de suture perdue. C'est un véritable froncement par suture de la conjonctive qui exagère et affirme l'effet de la ténotomie, ramène l'œil en dehors et permet l'occlusion de l'œil par la paupière.

D'autres, comme Knapp, ont passé l'anse du fil au travers de la conjonctive et de la commissure palpébrale correspondante.

Si le redressement obtenu a dépassé la mesure, il faut s'attacher à diminuer la distance des bouts du tendon coupé à l'aide de l'immobilisation de l'œil dans l'adduction par le bandage compressif, ou, ce qui est plus efficace, en appliquant un point de suture avec de la soie fine sur les lèvres de la plaie conjonctivale, comme Cunier l'a indiqué le premier.

Lorsque le résultat *définitif* de la ténotomie est trop prononcé, on a proposé, pour remédier au strabisme externe développé par le chirurgien, l'*avancement du tendon.* Cette méthode comprend les procédés de Jules Guérin, de de Graefe et de Critchett, que nous allons passer en revue.

ONZIÈME LEÇON

TRAITEMENT DU STRABISME (SUITE).

Des complications de la ténotomie. — Strabotomie par avancement du tendon. — Dieffenbach. — Jules Guérin. — De Graefe. — Critchett. — Ténotomie du droit externe.

MESSIEURS,

La plaie produite par l'opération de la strabotomie guérit seule, en général, dans l'espace de quelques jours. Elle n'exige aucun topique et se cicatrise sans suppuration, avec une grande rapidité.

Quelquefois la guérison s'opère par le développement d'un petit bourgeon charnu qui tend, fort souvent, à se pédiculiser, à former une sorte de polype qui inquiète le malade et contre le développement duquel la cautérisation au nitrate d'argent est réellement impuissante. — Il ne faut point s'en trop préoccuper, car l'excision en a parfaitement raison, sans que sa reproduction soit à craindre ; mais il importe que l'excision ne soit pas faite trop tôt ; il faut attendre que le bourgeon charnu soit bien pédiculisé et que sa base soit assez mince pour qu'il suffise d'un coup de ciseau, sans crainte de récidive.

Une complication assez fréquente de la ténotomie consiste

dans l'enfoncement de la caroncule lacrymale. Il se produit à ce niveau une dépression, une sorte d'ombilic qui se forme au point de section du tendon et qui est plus ou moins disgracieuse.

En même temps l'œil paraît plus saillant, et cette propulsion, ou plutôt cette procidence du globe oculaire, semble produite par un écartement plus considérable de la fente palpébrale et par l'enfoncement de la caroncule.

Pour remédier à l'enfoncement de la caroncule, on a proposé de réunir après l'opération les deux lèvres de la plaie conjonctivale par une suture avec un fil de soie excessivement fin. — Une fois la suture faite, on coupe le fil au ras de la conjonctive, et on laisse les choses en place jusqu'à parfaite cicatrisation. Tel est le procédé d'un ophthalmologiste belge, bien connu, Cunier.

Le reproche qu'on peut lui adresser, c'est de produire un froncement trop considérable de la conjonctive qui neutralise ou diminue les effets de la ténotomie. Nous avons vu déjà que le procédé de Cunier avait été proposé pour modérer l'abduction de l'œil, lorsque la ténotomie du droit interne a dépassé le but et a substitué au strabisme convergent un strabisme divergent, ou lorsque l'abduction de la pupille est trop prononcée après l'opération ; que si le redressement de l'œil n'est que suffisant, elle peut, en s'opposant à l'abduction, nuire au résultat final de la strabotomie.

Avec le procédé de Jules Guérin, on a moins à redouter cet inconvénient ; mais cet avantage n'enlève rien aux défauts de cette opération et surtout aux difficultés de son exécution.

Une modification plus heureuse consiste à remplacer, dans

le procédé classique, l'incision verticale dont les lèvres tendent à s'écarter outre mesure, par une incision horizontale que l'on rapproche, autant que faire se peut, du bord de la cornée. En décollant et en refoulant en tous sens le tissu sous-conjonctival, on arrive à dégager suffisamment le tendon sans qu'il survienne par la suite un enfoncement de la caroncule.

De Graefe essaya, après la cicatrisation, d'un autre moyen ; attribuant l'enfoncement de la caroncule lacrymale aux adhérences cicatricielles qui s'étaient établies entre le tendon sectionné, le tissu épiscléral et la conjonctive, il essaya, par une habile dissection, de libérer la conjonctive de ses attaches vicieuses ; il tenta, en un mot, d'obtenir la mobilisation de la cicatrice. J'ignore si le procédé de de Graefe a eu du succès, mais j'avoue qu'il y a des raisons pour en douter.

Qu'elle s'adresse en effet aux membres, au tronc, ou aux organes des sens, la chirurgie est une dans ses résultats. L'ophthalmologiste de Berlin a pu isoler la cicatrice de l'ancienne opération en disséquant avec soin et méthode ; il a pu, sans nul doute, rendre la conjonctive libre de ses adhérences au tissu épiscléral sous-jacent, et réunir par une suture les deux lèvres de la nouvelle incision faite à la muqueuse rétractée, mais de Graefe s'est-il opposé pour cela à la formation des adhérences secondaires? Le résultat immédiat a pu lui paraître satisfaisant; mais le résultat final l'a-t-il été également? Par suite des adhérences secondaires qui ont dû se produire fatalement, la dépression de la caroncule lacrymale n'a-t-elle point reparu? C'est ce que de Graefe n'a point spécifié, et c'est pourquoi je suis porté à croire que son procédé n'a que des avantages tout à fait temporaires.

La seconde complication que nous avons signalée et qui consiste dans la saillie, ou mieux la procidence de l'œil consécutive à la ténotomie, ne survient, en général, qu'assez tardivement. L'individu dont le strabisme a été corrigé est atteint d'un exophthalmos léger; la fente palpébrale est plus large; il y a altération dans la forme extérieure de l'œil.

De Graefe a combattu d'une façon très-ingénieuse cette complication : il a proposé, pour y remédier, un excellent moyen, la *tarsorrhaphie*. Cette opération consiste à faire l'avivement de l'angle externe des paupières et à réunir par des points de suture, de façon à restreindre dans la mesure voulue l'espace interpalpébral. Pour obtenir un résultat aussi satisfaisant que possible, il faut aviver les paupières dans une longueur assez considérable et diminuer provisoirement la fente palpébrale dans une étendue plus grande. Au lieu de deux points de suture, par exemple, qui paraîtraient au premier abord suffisants, il faut en mettre hardiment trois.

Pendant les premiers jours qui suivent la ténotomie, l'œil est très-sensible à la lumière : l'obscurité aussi complète que possible est donc de rigueur ; on habitue ensuite insensiblement le malade au petit jour ; et au bout d'un septénaire on peut lui permettre de quitter la chambre noire, mais en portant des lunettes en forme de coquilles, colorées soit avec du noir de fumée, soit avec du bleu de cobalt.

On peut voir aussi survenir après la ténotomie une conjonctivite plus ou moins intense et catarrhale.

Des fomentations chaudes, un collyre au sulfate de zinc ou une solution légère de nitrate d'argent en auront facilement raison.

STRABOTOMIE PAR AVANCEMENT DU TENDON (RACCOURCISSEMENT D'UN MUSCLE TROP LONG).

Cette opération, qui consiste à déplacer un muscle et à le raccourcir en avançant son insertion scléroticale, trouve son application dans les cas malheureux de ténotomie, ainsi que dans les paralysies. Le recul du tendon a corrigé, je suppose, la déviation de l'œil en dedans; mais cette correction a dépassé le but, et à un strabisme interne on a substitué un strabisme externe, le plus choquant, le plus disgracieux de tous.

Dieffenbach avait vu de ces cas malheureux; la myotomie, avec Roux et Velpeau, les avait multipliés, et il est en résulté, pour l'opération de la strabotomie, un discrédit dont les plus habiles ophthalmologistes subissent encore aujourd'hui les conséquences.

L'avancement de l'insertion scléroticale d'un muscle a donc pour but de remédier, dans la mesure du possible, à un mauvais résultat opératoire.

Procédé de Dieffenbach. — Dieffenbach, qui l'un des premiers pratiqua la strabotomie, ne faisait pas l'avancement du tendon. Pour corriger la déviation de l'œil en dehors, il coupait le droit externe, et si cette section ne suffisait pas pour ramener la pupille en adduction, il passait un fil sous le segment antérieur du tendon sectionné pour pouvoir, à l'aide de ce fil, redresser l'œil et le maintenir dans une position convenable, c'est-à-dire vers le milieu de la fente palpébrale, voire même un peu plus en dedans. Pendant un certain temps, par suite de l'insuffisance développée dans le droit externe et dans le droit interne, les mouvements d'abduction et d'adduction de l'œil étaient plus ou moins compromis ; puis ils revenaient insensiblement.

Procédé de Jules Guérin. — C'est un chirurgien français, Jules Guérin, qui le premier fit l'avancement du tendon rétracté après une ténotomie. Son procédé, destiné à corriger le strabisme externe consécutif à une opération malheureuse, s'exécute en trois temps.

Le *premier* consiste à passer une anse de fil à travers la conjonctive et le tissu épiscléral, en dehors du bord externe de la cornée et, à l'aide de ce fil, à porter l'œil en abduction. On incise ensuite la cicatrice de l'ancienne opération, on la dissèque, on recherche le tendon du droit interne, dans la supposition que ce tendon a trop reculé dans sa gaîne; en un mot, on fait la dissection de l'ancienne ténotomie : ce qui constitue le *second temps*. Enfin, le tendon étant disséqué et dégagé, on tire sur l'anse de fil pour porter l'œil dans une adduction forcée, on ramène le tendon au point voulu, et l'on fixe le fil sur le dos du nez à l'aide d'un peu de collodion ou d'un emplâtre adhésif, de façon à maintenir les choses en place jusqu'à complète cicatrisation ; c'est là le *troisième temps*.

Le troisième temps du procédé de Jules Guérin consiste, on le voit, à faire l'ajustement du tendon dans la position qu'on désire donner à l'œil, c'est-à-dire qu'on cherche à greffer ce tendon sur un point de la sclérotique plus rapproché du bord de la cornée.

De Graefe a modifié la méthode de Jules Guérin ; il l'exécute en quatre temps au lieu de trois.

Premier temps. — Section du tendon du droit externe.

Deuxième temps. — Fixation de l'anse de fil de Jules Guérin. Au lieu de la faire passer à travers la conjonctive et le tissu épiscléral, il la fixe dans le bout antérieur du tendon du droit externe qu'il vient de sectionner : c'est absolument ce que faisait Dieffenbach.

Troisième temps. — Dissection du tendon du muscle droit interne autrefois coupé, aujourd'hui trop rétracté dans la gaîne de Ténon, et avancement de ce tendon.

Quatrième temps. — Fixation du tendon : on tâche de le greffer sur la sclérotique dans la position qu'on veut imprimer à l'œil, ce qui s'obtient en fixant sur le dos du nez le fil adducteur.

Le procédé de de Graefe diffère, comme on voit, de celui de Jules Guérin par la section du droit externe en plus, et par le mode d'implantation de fil qu'il passe dans la portion scléroticale du tendon coupé.

En un mot, de Graefe n'a fait que combiner et associer les idées de Jules Guérin et de Dieffenbach.

Procédé de Critchett. — Critchett a proposé aussi un procédé qui, à mon sens, offre plus d'avantages que les autres. Ce procédé comprend également quatre temps :

Supposons un strabisme convergent, du côté gauche opéré depuis déjà quelques années. La ténotomie a été faite, mais l'opération a dépassé le but : à un strabisme en dedans elle a substitué un strabisme en dehors.

Au *premier temps*, Critchett fait à la conjonctive une incision verticale, à deux lignes en dedans de la circonférence de la cornée. Cette incision doit avoir la hauteur même de la cornée. Lorsqu'elle est faite, il dissèque, à l'aide de ciseaux mousses, la lèvre externe et la lèvre interne de la plaie conjonctivale. — Il décolle au loin la muqueuse de façon à obtenir un lambeau externe ou cornéal.

En dedans, en avançant vers la caroncule lacrymale, le décollement de la conjonctive est relativement facile, mais aux alentours de la circonférence cornéale, ce décollement présente de sérieuses difficultés, parce qu'il faut détacher avec grand soin le bout sclérotical du tendon coupé et qu'aux environs de la cornée la conjonctive adhère intimement au tissu épiscléral et à la circonférence cornéale. A ce niveau, les adhérences conjonctivales sont effectivement considérables, et il importe de les rompre sans faire à la muqueuse la moindre perforation. Cela fait, on recherche le tendon du droit interne et on le sectionne. Ce temps de l'opération est bien plus facile à exécuter que dans le procédé de de Graefe, puisque le muscle droit externe, encore intact, attire l'œil fortement en dehors.

Le *deuxième temps* consiste à pratiquer la ténotomie du droit externe.

Dans un *troisième temps*, Critchett fait la suture des lambeaux de la conjonctive qu'il décolle, nous l'avons dit, aussi loin que possible, jusqu'à la cornée d'une part, et jusqu'à la caroncule d'autre part. Cette suture est la partie délicate et la plus importante de l'opération. Voici comment procède le chirurgien anglais :

A l'aide d'une pince, Critchett prend le lambeau interne et le porte en avant. Il traverse la base de ce repli par trois points de suture, avec des fils de soie blanche excessivement fine et rabat les anses de fil en dedans. Il prend ensuite le lambeau externe, et pour passer le fil et surtout pour bien le fixer, il introduit l'aiguille une première fois à la base du pli, de dehors en dedans et la fait repasser une seconde fois, de dedans en dehors, à 2 ou 3 millimètres du point sus-jacent. — En allant de haut en bas, il fixe ainsi trois anses de fil. Il réunit par un nœud les chefs des anses de fil, puis ramène en contact, à l'aide de ces fils, les deux lèvres de la plaie conjonctivale pour attirer l'œil en adduction. Il fait successivement trois nœuds, coupe le bourrelet muqueux exubérant qui en résulte, et, de cette façon, il obtient un double résultat : l'œil peut être recouvert par la paupière et se maintient redressé dans une position désirable.

Une manière plus simple et peut-être plus efficace de pratiquer ce procédé, consiste à ne disséquer qu'un seul lambeau conjonctival, depuis la cornée jusqu'à la caroncule, après quoi le muscle rétracté est chargé sur le crochet et sectionné. Cela fait, à l'aide d'une petite aiguille courbe et armée d'un fil de soie très-fine, on traverse à la base un large pli conjonctival, au-dessus du diamètre vertical de la cornée ; puis le tendon coupé et préalablement attiré en avant de la quantité voulue, il ne reste plus alors qu'à nouer le fil. Si l'on jugeait qu'un seul point de suture n'était pas suffisant, on pourrait en appliquer un autre de la même façon, à la partie inférieure de la cornée et du tendon. S'il fallait redresser davantage, l'extrémité libre de l'un ou des deux fils, armée d'une autre aiguille, servirait à passer le point de suture à travers la commissure interne des paupières, auquel cas l'œil serait attiré en dedans aussi fortement qu'on le voudrait. Ce dernier temps de la suture a été préconisé et pratiqué avec succès par Knapp.

Il ne faut pas d'ailleurs se payer de mots. L'implantation ou plutôt la greffe du tendon sur la sclérotique ne se réalise, croyons-nous, jamais. Le tendon coupé peut reculer considérablement dans sa gaîne; mais est-il possible de le ramener plus près de la cornée en pratiquant ce qu'on a appelé si improprement la greffe du tendon? Nous en doutons.

La vérité est qu'il faut faire une excellente suture conjonctivale au niveau de l'ancienne ténotomie. Il en résulte une large cicatrice prolongée au loin sous la conjonctive, dont la propriété rétractile, jointe à l'asthénopie que développe la ténotomie du droit externe, peut ramener l'œil en dedans et l'y fixer dans une position convenable.

Jusqu'à présent nous nous sommes exclusivement occupés du strabisme convergent. Parfois, cependant, on a à corriger un strabisme externe, qui presque toujours, vous le savez, est sous la dépendance de la myopie.

Ce strabisme en dehors est susceptible de correction et on peut l'obtenir sans rien changer aux différents procédés que nous venons d'examiner.

Règle générale : lorsque le strabisme en dehors est léger, il faut ne faire qu'une ténotomie incomplète du droit externe, si l'on veut avoir un résultat qui ne dépasse pas le but. En procédant autrement, l'asthénopie consécutive à l'opération dépasserait notablement le degré obtenu du redressement. Pour les cas de déviation moyenne, la section devra être complète. Enfin, lorsque l'abduction est très-prononcée, lorsque la divergence est portée à ses limites extrêmes, il est nécessaire, pour obtenir une correction suffisante et un bon résultat d'ensemble, non-seulement de faire une ténotomie complète du muscle déviateur, mais d'y ajouter une ténotomie incomplète du droit externe du côté sain.

La nécessité d'opérer souvent sur les deux yeux, aussi bien

ici que dans les cas de strabisme interne prononcé, a été nettement formulée par un chirurgien anglais, Elliot, et l'on doit s'y conformer.

RÉSULTATS DÉFINITIFS DE LA STRABOTOMIE.

Tous les procédés de strabotomie que nous venons d'étudier doivent atteindre, si faire se peut, un double but : faire reprendre à l'œil la position qui lui convient, et rétablir la vision binoculaire, en ranimant l'acuité visuelle engourdie de l'œil strabique.

En un mot, lorsqu'on pratique la strabotomie sur un malade, il faut songer qu'il ne s'agit pas seulement de redresser l'œil et de corriger une déviation strabique plus ou moins nuisible à la régularité des formes ; mais qu'il faut restituer au malade, si faire se peut, la vision binoculaire dont il est privé.

Vous ne devez point oublier, afin d'éviter certains mécomptes à vos clients et à vous-mêmes, que, pour la bonne moitié des strabiques, la vue de l'œil dévié est à jamais compromise. Avant de procéder à l'opération, si l'on vous fait une question à ce sujet, vous devez répondre qu'il y a une chance sur deux de voir binoculairement ; mais, qu'en tout cas, la ténotomie offre à l'individu le bénéfice considérable d'une correction suffisante de sa difformité. Même parmi ceux dont l'œil dévié est amblyope, beaucoup gagnent, par suite de la coordination des axes, sinon en précision, au moins en clarté de l'image, grâce à l'impression simultanée d'un même objet sur la tache jaune des deux rétines.

Vous devez donc retenir, au point de vue pratique, que,

dans la moitié des cas, il y a à la fois rétablissement de la forme et de la fonction, et dans l'autre moitié, rétablissement de la forme seulement.

N'oubliez pas non plus que si vous voulez que l'opération réunisse les deux avantages du rétablissement de la forme et de la fonction, il importe d'opérer le strabisme aussitôt que possible après sa production. Aussi est-ce principalement chez les enfants, comme nous l'avons déjà dit, que les résultats obtenus sont les plus satisfaisants. C'est ainsi que Knapp a pu réaliser une statistique d'après laquelle il aurait rétabli la forme et la fonction chez les deux tiers de ses opérés.

A en croire certains ophthalmologistes, parmi lesquels je citerai Wecker, qui fit sur ce sujet une communication dans le Congrès ophthalmologique d'Heildeberg, en 1871, le strabisme de l'enfance irait souvent en s'améliorant avec l'âge, jusqu'à disparaître dans l'âge adulte. En attendant que cette remarque soit définitivement reconnue exacte, il sera bon de ne proposer l'opération chez les enfants, que pour des strabismes bien prononcés, et, en tout état de chose, lorsqu'on se décide à l'opération, de ne pas chercher à corriger d'emblée la totalité de la déviation, de peur que l'influence de l'âge, venant à s'exercer dans le sens indiqué par Wecker, ne substitue à la longue un strabisme en sens inverse de celui primitivement corrigé. Telle est au moins la crainte de l'auteur que nous venons de citer, et il est bon, croyons-nous, d'en tenir compte.

Mais comment s'assurer que l'individu jouit de la vision binoculaire après la ténotomie? Plusieurs moyens peuvent être employés pour cela.

Un procédé très-simple, mis en usage par Javal, consiste à faire lire une page en interposant un crayon tenu verticalement, et à une petite distance du nez, sur la ligne médiane, où doivent s'entrecroiser les lignes visuelles. Si la vision binoculaire existe, malgré cette interposition du crayon, le malade pourra lire sans la moindre gêne et sans qu'aucune partie de la page se trouve cachée par le crayon. S'il ne voit que d'un œil, la lecture n'est plus possible, parce que les lignes se trouvent interrompues. Cette expérience est très-facile à répéter en regardant avec les deux yeux d'abord, puis en fermant alternativement l'un ou l'autre œil.

Un autre moyen bien plus sûr consiste dans l'emploi du stéréoscope.

Dans une de nos précédentes leçons nous avons déjà parlé de ce moyen orthopédique remis en honneur par Javal, comme méthode de traitement. Sans doute, c'est un moyen bien souvent incertain, d'une lenteur parfois décourageante pour le médecin et pour le malade, mais il remplace heureusement la strabotomie, lorsque les malades sont assez pusillanimes pour repousser l'intervention chirurgicale, et prépare le succès de la ténotomie en rétablissant la diplopie, c'est-à-dire en restituant des forces à l'antagoniste du muscle déviateur. — Le stéréoscope peut être appelé à confirmer une cure commencée par la ténotomie oculaire, et, pour toutes ces raisons, nous aurons à vous en entretenir longuement dans notre prochaine réunion.

DOUZIÈME LEÇON

DU TRAITEMENT DU STRABISME (SUITE).

Du traitement orthopédique du strabisme par le stéréoscope. — Javal. — Utilité des lunettes et des prismes.

MESSIEURS,

Après avoir étudié le traitement chirurgical du strabisme qui, comme nous l'avons vu, permet d'obtenir une correction rapide et généralement suffisante de la déviation, il nous reste à passer en revue les différents avantages et inconvénients du traitement *orthopédique* dont nous avons déjà fait mention.

Au début, cette méthode ne consistait que dans l'emploi de lunettes ou de verres prismatiques et était presque absolument abandonnée, lorsque Javal la remit en honneur en introduisant dans la thérapeutique du strabisme le stéréoscope déjà proposé par Mackenzie. Nous allons lui consacrer toute cette leçon ; mais auparavant disons un mot des lunettes et des prismes.

Les *lunettes* constituent, à vrai dire, un moyen de traitement accessoire, mais qui, bien souvent, peut rendre de véritables services. Si le strabisme, par exemple, est encore *latent*, et s'il est la conséquence de l'hypermétropie ou de la myopie, l'usage de lunettes appropriées, en rendant la vue facile sans fatigue pour les muscles, peut arrêter le strabisme à son origine, empêcher son évolution et neutraliser la double influence d'un vice de réfraction des yeux et de l'asthénopie musculaire.

Les lunettes pourront encore avoir raison d'un strabisme intermittent, ou pour mieux dire de l'asthénopie musculaire qui en est la cause. Elles peuvent, en combattant avec avantage la prépondérance fonctionnelle du muscle déviateur, faire disparaître le strabisme intermittent et la diplopie qui en est la conséquence. Il sera parfois utile d'excentrer les verres des lunettes, comme dans le cas de paralysies, afin de tirer parti de leur action prismatique.

Enfin, après l'opération de la ténotomie, les lunettes sont encore d'une grande utilité. Le strabisme, en effet, a été corrigé par la section du tendon du muscle déviateur, mais l'hypermétropie ou la myopie, cause occasionnelle du strabisme, n'en persiste pas moins et peut même contrarier le résultat final de l'opération. J'ajouterai que la ténotomie, en affaiblissant l'action du muscle, modifie par cela même l'accommodation.

Dans ces conditions, il est nécessaire de faire porter au malade des lunettes appropriées, pour annuler l'action déviatrice de l'hypermétropie ou de la myopie. Pour cela, il devient nécessaire de déterminer à nouveau l'état de réfraction de l'œil strabique ; c'est ainsi qu'après la section du droit interne, des lunettes plus fortes sont généralement nécessaires, parce que la force d'accommodation de l'œil a été sensiblement diminuée par la ténotomie qui a restreint le pouvoir adducteur du muscle déviateur. L'emploi des lunettes constitue donc un moyen de traitement qui, aux différentes phases de l'évolution du strabisme, peut être d'une grande utilité.

C'est un moyen préventif contre l'asthénopie musculaire, en procurant aux muscles de l'œil un repos relatif qui les empêche de se surmener. C'est un moyen curatif dans le cas de strabisme intermittent, en faisant disparaître la prépondérance fonctionnelle du muscle déviateur. Enfin, les lunettes complètent et consolident le résultat du traitement chirurgical, en neutralisant l'influence de la myopie ou de l'hypermétropie et en rendant à l'accommodation la force qu'elle avait perdue par l'opération.

L'usage des *prismes* dans le strabisme confirmé est une méthode thérapeutique presque entièrement abandonnée. Elle est difficile d'exécution, infidèle, et d'une longueur désespérante. D'ailleurs, les prismes ne sont véritablement utiles que quand il s'agit de combattre une diplopie franche d'origine paralytique. — Or, le strabisme, comme le dit de Graefe, n'est compliqué qu'une fois sur cent de diplopie, de sorte que rien n'oblige un individu strabique à se servir de la correction prismatique.

Le traitement orthopédique était donc presque entièrement délaissé, lorsque Javal, il y a peu d'années, eut l'idée ingénieuse d'introduire le *stéréoscope* dans le traitement du strabisme. Cette méthode thérapeutique, dont nous avons déjà indiqué les avantages et les inconvénients, a pour but de préparer le succès de la ténotomie en fortifiant l'antagoniste du muscle déviateur et, la ténotomie une fois faite, elle sert à consolider et à activer la tendance à la binocularité acquise par l'opération.

Enfin, vous savez que le stéréoscope peut être employé avec succès pour corriger ou tout au moins pour améliorer une déviation strabique chez les individus qui se refusent absolument à une opération.

Je vous ferai remarquer cependant que chez les enfants où le strabisme est plus fréquent que chez les adultes, il est impossible d'employer cette méthode, parce qu'elle est d'une lenteur extrême et parce que la personne à laquelle vous l'appliquez doit comprendre et exécuter à la lettre toutes vos indications.

La ténotomie est donc le seul moyen qui puisse être employé contre le strabisme chez les enfants et, comme je vous l'ai déjà dit, il importe de la pratiquer à une époque aussi rapprochée que possible de l'apparition du strabisme, si l'on veut obtenir une correction suffisante et durable de la déviation.

Proposé, nous l'avons dit, par Mackenzie, le stéréoscope fut véritablement introduit dans le traitement du strabisme par Javal, qui régularisa la méthode en établissant les règles de son emploi et en montrant les grands avantages qu'on pouvait retirer de son application dans la pratique.

Et d'abord, qu'est-ce que le stéréoscope considéré dans sa plus simple expression?

Lorsqu'on met devant ses yeux les deux champs du stéréoscope, on regarde en réalité par deux tubes qui ont la direction des axes optiques principaux et qui ont l'écartement même des yeux. Cet écartement varie, suivant les individus, entre 6 et 7 centimètres.

Sur le trajet des lignes visuelles, placez deux pains à cacheter noirs absolument semblables ; regardez ensuite par les deux tubes du stéréoscope, et vous ne voyez plus qu'un seul et unique pain à cacheter noir, de même forme que les précédents. Ce seul et unique pain à cacheter n'est ni en A,

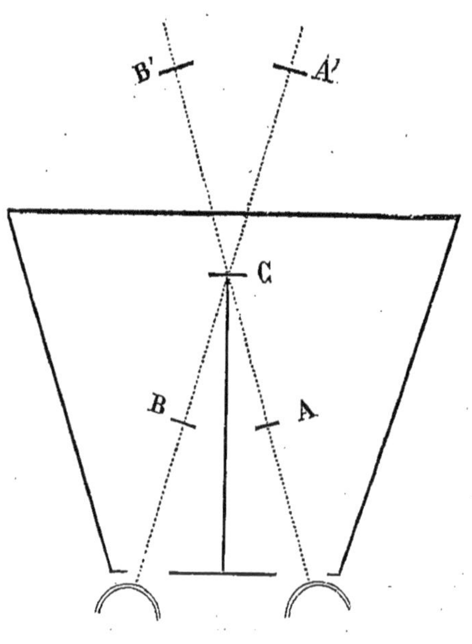

Fig. 4.

ni en B, mais en C, c'est-à-dire à l'endroit où les deux axes optiques principaux s'entrecroisent et convergent.

Que démontre cette expérience ?

Elle prouve que nous voyons comme si nous regardions avec une seule rétine, et qu'il y a, en réalité, fusion et superposition des images A et B.

L'expérience de Regnault et Foucault le démontre d'ailleurs d'une façon péremptoire.

En A, on met un pain à cacheter rouge; en B, un pain à cacheter bleu. On regarde alors dans les deux champs du stéréoscope, et l'on n'aperçoit en C qu'un seul pain à cacheter, qui n'est ni rouge ni bleu, mais blanc.

Cette expérience ne démontre pas seulement la fusion et la superposition des images; elle prouve encore qu'il y a superposition et fusion comme grandeur, comme étendue, comme forme et comme couleur, le bleu et le rouge étant les couleurs complémentaires du spectre.

Regnault et Foucault ont encore signalé un fait très-curieux : la superposition et la fusion des couleurs varie avec les individus. Les uns fusionnent très-bien, d'autres très-mal. Il en est qui ont la fusion géométrique des objets, mais qui ne peuvent obtenir la fusion chromatique.

Telle est la véritable théorie du stéréoscope : que deux objets identiques soient en A et en B, ou en A' et en B', ils seront fusionnés en C, point de convergence des lignes visuelles, c'est-à-dire que A et B s'éloigneront jusqu'au point de convergence C, tandis que A' et B' s'en rapprocheront. En résumé, lorsque deux objets identiques situés sur le trajet des axes optiques principaux sont placés au-delà ou en deçà du point de convergence de ces axes, ils ne peuvent se fusionner et se superposer qu'au point même de cette convergence.

Si, au lieu de deux pains à cacheter, nous plaçons dans les deux champs du stéréoscope deux figures semblables, deux statues, par exemple, offrant des perpectives différentes, on verra en C une seule statue splendide de relief; car vous ne devez point ignorer que c'est grâce à la vision binoculaire que le relief devient perceptible, et qu'il naît de cette coexistence au fond des deux yeux de deux images sans épaisseur, mais dissemblables.

Je ne vous ferai point une description détaillée du stéréoscope; vous savez qu'il se compose d'une boîte ayant la forme d'un tronc de pyramide, et divisée par une cloison médiane en deux compartiments ou bonnettes. Brewster, en 1844, n'avait placé dans chaque bonnette que des demi-lentilles, lorsque, vers 1850, un constructeur français, Duboscq, auquel le stéréoscope doit sa grande renommée grâce aux modifications ingénieuses qu'il lui fit subir, mit dans chaque compartiment non pas une demi-lentille, mais un prisme rectangle isocèle et une lentille, le prisme donnant la déviation et la lentille devant grossir l'image et donner de la convergence aux rayons lumineux.

C'est à un habile physicien anglais, Wheathstone, qu'on doit l'invention du stéréoscope. N'allez pas croire qu'il avait imaginé cet instrument pour en faire un objet d'amusement pour les gens du monde. C'est en faisant des recherches très-remarquables sur la fusion des images qu'il en découvrit le principe. C'est après avoir constaté que la vision binoculaire seule nous donne exactement la sensation du relief, qu'il fut amené à imaginer le stéréoscope, convaincu que le relief pouvait être obtenu artificiellement en faisant parvenir à chaque œil, au moyen de deux dessins, les images que chaque œil recevrait de l'objet lui-même. Quelque temps après les perfectionnements apportés au stéréoscope par Duboscq, Javal, après Mackensie, proposa de l'employer pour redresser les déviations strabiques des yeux.

En effet, qu'il s'agisse de préparer le terrain pour une future ténotomie, ou qu'il s'agisse d'épargner à un individu pusillanime une opération chirurgicale, le stéréoscope a pour but immédiat de détruire la neutralisation de l'image correspondante à l'œil dévié, et de faire renaître la diplopie, en ramenant la sensibilité rétinienne et en fortifiant d'une façon lente et progressive l'antagoniste du muscle déviateur.

Pour obtenir ce résultat, il faut, au préalable, faire l'occlusion du bon œil à l'aide d'une coquille noire maintenue au moyen d'un ruban de caoutchouc. Alors l'œil strabique plus ou moins amblyope et livré à lui-même s'exerce pendant plusieurs heures, chaque jour, à suffire à la vision. Si après un certain nombre de ces exercices, l'acuité de l'œil dévié augmente, c'est un excellent signe, et il faut poursuivre les exercices sans interruption.

Il arrive un instant où l'acuité visuelle est à peu près rétablie; vous pouvez vous en assurer en supprimant brusquement l'occlusion de l'œil sain. Si l'œil strabique est en progrès, l'individu voit double, la diplopie dans le cas particulier étant le signe d'une acuité rétinienne à peu près égale des deux yeux.

Cette diplopie une fois bien établie, il faut chercher à la faire disparaître, soit en pratiquant la ténotomie, soit en continuant les exercices stéréoscopiques qui activent la tendance à voir binoculairement et qui redressent l'œil dans une bonne position en rétablissant l'équilibre musculaire détruit.

Je n'ai pas besoin d'ajouter que si l'œil strabique a une acuité visuelle supérieure à celle de l'œil non dévié, ce qui est d'ailleurs l'exception, il faut exercer ce dernier et le forcer à se dépouiller de son amblyopie en le livrant à lui-même et en le mettant dans la nécessité absolue de satisfaire seul aux besoins continuels de la vision.

Les exercices du stéréoscope, destinés à corriger la déviation strabique et à rétablir la faculté de voir binoculairement, offrent dans leur exécution beaucoup de détails qui paraissent compliqués, mais qui constituent néanmoins par leur ensemble un traitement fort simple.

Vous prenez un carton blanc destiné à être placé au fond du stéréoscope; il est divisé en deux moitiés égales; vous collez sur l'un des côtés du carton un pain à cacheter noir, et symétriquement sur le côté opposé un autre pain à cacheter noir. — Les deux pains à cacheter G et D sont sur une

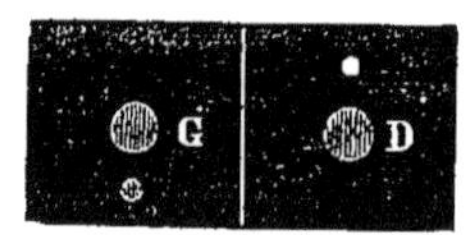

Fig. 5.

même ligne transversale. Ils doivent présenter un écartement de 6 à 7 centimètres, si le stéréoscope s'adresse à des yeux emmétropes et normaux; s'il s'agit, au contraire, de corriger un strabisme convergent, leur écartement ne doit pas primitivement dépasser 3 centimètres.

Ainsi donc, au début des exercices stéréoscopiques, s'il s'agit de combattre un strabisme convergent, il faut rapprocher les pains à cacheter de façon que l'espace qui les sépare ne dépasse pas 3 centimètres.

Si, au contraire, le sujet à exercer est affecté d'un strabisme divergent, l'écartement des pains à cacheter noirs collés sur le carton doit être beaucoup plus considérable et atteindre 12 centimètres.

De 3 à 12 il y a 9 chiffres intermédiaires.

Vous devez donc avoir 9 cartons, chacun d'eux présentant

entre les pains à cacheter un écartement graduellement croissant d'un centimètre jusqu'au chiffre maximum 12. — Avec cet arsenal de 9 cartons, vous avez tout ce qu'il faut pour exercer tous les strabiques et obtenir progressivement leur correction.

Une fois que vous avez rendu à l'œil strabique l'acuité visuelle qu'il avait perdue, vous présentez au sujet à exercer les deux champs du stéréoscope. Il peut arriver qu'il fusionne immédiatement et qu'il vous dise ne voir qu'un seul pain à cacheter noir.

Mais vous devez immédiatement vous faire cette question :

Ce sujet strabique ne voit-il qu'un seul rond noir, parce qu'il ne regarde qu'avec un de ses yeux?

Ou bien voit-il simple parce qu'il a fait la fusion des images?

Javal a imaginé un petit artifice qui permet de l'élucider.

Il fait le signalement de chaque pain à cacheter en plaçant au-dessus du pain D un point rouge — et au-dessous du pain G un point vert (fig. 5). Or, si l'individu voit simple par fusion des images, il doit signaler un seul point noir R, et sur la même ligne verticale au-dessus de ce point R un point rouge — au-dessous, un point vert (fig. 6).

En un mot, les images rouge, noire et verte que le malade

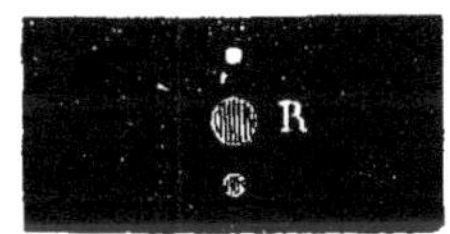

FIG. 6.

doit voir sont, s'il fusionne bien, situées l'une au-dessous de l'autre, sur la même ligne verticale.

S'il existe, au contraire, une certaine inclinaison comme dans la figure 7, cette inclinaison indique que la fusion des images est encore imparfaite et qu'il ne faut pas changer de carton avant que le sujet ne soit parvenu à les voir comme dans la figure 6.

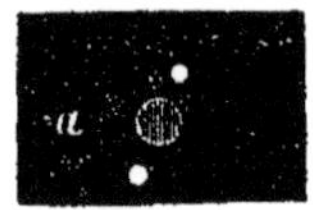

Fig. 7.

Deux difficultés peuvent survenir :

En premier lieu, quel que soit le carton que vous présentiez à l'individu, celui-ci voit constamment un seul pain à cacheter et d'une façon invariable. Cela arrive, soit parce qu'on n'a pas assez développé l'acuité visuelle de l'œil strabique avant de le soumettre aux exercices du stéréoscope, soit parce que l'amblyopie est trop prononcée pour qu'un retour à l'acuité visuelle puisse se produire.

Dans le premier cas, il faut mettre un écran devant l'œil sain, afin d'exciter et de ranimer l'acuité rétinienne de l'œil dévié. Dans le second, il ne faut plus songer aux exercices stéréoscopiques qui seraient absolument inutiles, et l'on doit recourir à la ténotomie pour redresser l'œil et obtenir au moins le rétablissement de la forme, puisque celui de la fonction est désormais impossible.

Une autre difficulté peut encore se présenter : l'individu voit constamment double, malgré tous les efforts qu'il fait pour fusionner les images et malgré une acuité visuelle de l'œil strabique bien conservée.

Pour expliquer ce phénomène, on a dit qu'il y avait asymétrie fonctionnelle ou incongruence des rétines ; et les sujets qui ne pouvaient parvenir à fusionner les images étaient réputés atteints de l'horreur de la vision binoculaire.

L'incongruence des rétines, affirmée par de Graefe et admise et professée par bon nombre de ses élèves, n'est pas suffisamment démontrée. — Voici les expériences de Javal qui l'infirment :

On prend un carton disposé de la façon suivante : sur l'un des côtés on a collé un pain à cacheter noir A qui correspond à l'œil strabique. — Sur l'autre côté et sur une même ligne transversale, au lieu d'un seul pain à cacheter, on en a

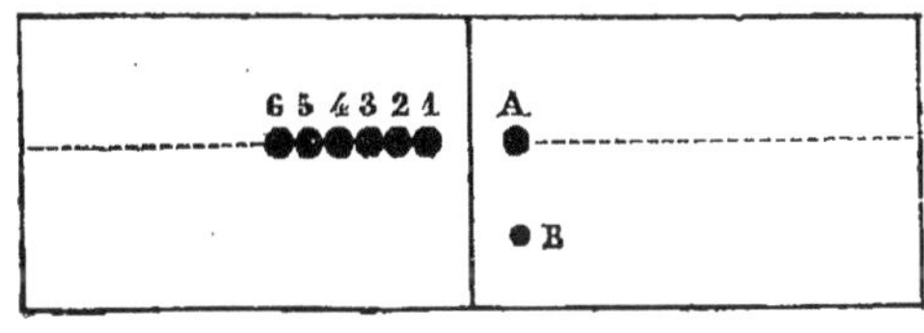

Fig. 8.

mis plusieurs qui sont numérotés, d'après leur rang : 1, 2, 3, 4, 5, etc. — Au-dessous du pain noir A (fig. 8), dont la distance du point opposé n° 1 est appropriée au strabisme que l'on veut corriger, on met un point rouge B.

Cela fait, on place le carton au fond du stéréoscope et l'on présente les deux champs de l'instrument au sujet à exercer. Comme ce dernier a horreur de la vision binoculaire, il cherche, mais en vain, à fusionner le pain noir A avec le pain noir symétrique n° 1. Alors il fait tous ses efforts pour fusionner avec le n° 2; il n'y réussit point. Il tâche encore de fusionner avec le n° 3 ; il n'obtient pas plus de succès. Les n° 1, 2, 3, 4 dansent ensemble autour de A ; c'est un papillotage continuel et aussi ennuyeux que possible, lorsque tout à coup la fusion se produit.

Au-dessus du point noir apparaît le chiffre 3, par exemple, et au-dessous on trouve le petit point rouge B que l'on avait mis pour désigner le pain à cacheter noir de gauche.

Cela prouve que l'horreur de la vision binoculaire n'existait pas, puisque la fusion a pu s'effectuer entre les deux points noirs à une distance donnée.

Qu'arrive-t-il, en effet, en cette circonstance? On a voulu obtenir la correction d'un strabisme convergent au moyen d'exercices stéréoscopiques. — Or, cette correction ne peut se produire que si l'antagoniste du muscle déviateur a gagné assez de force de contraction pour redresser l'œil d'une façon suffisante. Le droit externe a pris progressivement des forces, mais la nouvelle vigueur qu'il acquiert chaque jour et à laquelle il n'est plus habitué, le rend inhabile en quelque sorte à mesurer la force de sa contraction.

Ce n'est que lentement et après bien des hésitations que les images peuvent se fusionner et se river l'une à l'autre. Cette fusion s'opérera, lorsqu'après mille tâtonnements, le muscle aura acquis, pour ainsi dire, l'expérience nécessaire pour donner à propos de chaque mouvement la force de contraction voulue.

L'inexpérience de l'antagoniste du muscle déviateur est donc la cause réelle de l'apparente asymétrie des rétines; aussi cesse-t-elle de se faire sentir aussitôt que les yeux font eux-mêmes le choix du point où les lignes visuelles peuvent converger. Ce résultat une fois acquis, on commence les exercices par un carton sur lequel les pains à cacheter sont distants de A au point n° 3 de la figure.

Dans ces derniers temps, Javal a proposé un autre moyen très-ingénieux pour arriver au même résultat : c'est le miroir à réflexion. Mais, en réalité, cet instrument n'a qu'un seul avantage sur le stéréoscope, celui de pouvoir se mettre dans la poche.

Une fois votre point de départ pris, lorsque vous avez commencé le traitement du strabisme à l'aide du stéréoscope, il faut que ce traitement marche progressivement, mais d'une façon continue.

S'il s'agit d'un strabisme convergent, on change successivement les cartons ; on avait commencé par le n° 3, on arrive bientôt au n° 4, puis à 6 et à 7, enfin on aboutit aux lignes parallèles. L'individu arrivé à ce point peut se croire suffisamment guéri. Il s'agit alors de rendre durable la correction de son strabisme en lui faisant porter des lunettes appropriées.

Si, au contraire, vous cherchez à combattre un strabisme divergent, vous débutez par le carton n° 12, puis vous descendez au n° 11, 10, 9, 8, 7, 6, 5, 4, 3. Arrivé à ce point de correction, vous pouvez vous croire satisfait et affirmer au malade que son strabisme est suffisamment corrigé.

Vers la fin du traitement, si vous avez à guérir un strabisme convergent, il faut enlever les prismes du stéréoscope, afin d'imposer aux droits externes une plus grande somme de travail et de développer davantage leur force de contraction.

Au contraire, si vous voulez corriger un strabisme divergent, il faut commencer sans verres pour les y placer ensuite, afin de continuer à fortifier les muscles droits internes.

Arrivé à cette période du traitement, vous pourrez commencer, à l'aide du stéréoscope, les exercices de lecture. Vous débuterez par des lettres isolées : deux O par exemple, ou bien par deux A, puis par Ab. En un mot, des lettres vous passerez aux syllabes, puis vous diminuerez graduellement la hauteur et la grosseur des lettres, et enfin vous terminerez le traitement en faisant lire au sujet un morceau de page de lecture.

En somme, lorsqu'on se décide à corriger un strabisme à l'aide du stéréoscope, il est nécessaire que ce traitement orthopédique fasse subir à l'œil strabique différentes évolutions. Il faut successivement exercer l'œil strabique et lui rendre son acuité visuelle; faire renaître la diplopie; chercher le point où le sujet diplope fusionne, et, une fois le point de fusion trouvé, faire subir au malade, plusieurs heures par jour, des exercices stéréoscopiques, en le maintenant sous une surveillance de tous les instants. Il est essentiel, pendant tout le cours du traitement, de cacher l'œil sain avec la coquille opaque déjà décrite, dans l'intervalle des exercices stéréoscopiques, afin de développer le plus possible la sensibilité rétinienne engourdie de l'œil strabique.

Inutile d'ajouter que l'emploi des lunettes sera excellent à la fin du traitement pour neutraliser l'influence déviatrice de la myopie et de l'hypermétropie et pour prévenir les rechutes.

Disons enfin que le stéréoscope est un excellent moyen, après une ténotomie, pour affirmer les résultats obtenus, en fortifiant l'antagoniste du muscle coupé et en consolidant la faculté de voir binoculairement acquise par la récente opération.

LEÇONS

SUR LES

PARALYSIES OCULAIRES

TREIZIÈME LEÇON

Des signes des paralysies oculaires. — Importance de la diplopie. Ses caractères.

Messieurs,

Nous avons terminé l'étude du strabisme et nous abordons aujourd'hui celle des paralysies oculaires. Mais auparavant, je dois vous remettre en mémoire les caractères différentiels qui distinguent les déviations propres à la paralysie des muscles de l'œil de celles dues à une autre cause.

La déviation des yeux d'origine paralytique a plusieurs caractères spéciaux et cliniques faciles à observer :

Ainsi, en pratiquant l'occlusion de l'œil sain, on constate une diminution notable de mobilité dans l'arc excursif *total* de l'œil malade.

La déviation secondaire de l'œil sain est plus grande que la déviation primitive, c'est-à-dire que l'arc excursif *partiel* de l œil sain est supérieur à celui de l'œil affecté.

Enfin, la déviation paralytique des yeux entraîne toujours ou *presque toujours* de la diplopie. Or, nous avons établi que dans le strabisme la diplopie était très-rare, et de Graefe a démontré par des statistiques que sur cent strabiques il n'y en avait qu'un qui fût diplope. Cette proposition peut se retourner, et il est possible d'affirmer que sur 100 déviations oculaires d'origine paralytique il y en aura 99 compliquées de diplopie.

Il est des cas, cependant, où ce phénomène vient à manquer; si le sujet est amblyope, par exemple, on comprend que, malgré la paralysie, le signe diplopie, qui en est la caractéristique, fasse défaut quand même.

Il arrive aussi parfois que la déviation paralytique soit assez considérable pour permettre au malade de faire abstraction complète de son œil, absolument comme dans le strabisme. J'avoue que le fait est excessivement rare; mais nous en avons un exemple sous les yeux; il en résulte que cet œi malade est à la fois strabique et paralytique, puisqu'il y a neutralisation de l'image correspondant à l'œil dévié.

De même, vous comprendrez facilement que la diplopie fasse défaut lorsqu'il y aura ptosis de la paupière supérieure comme dans le cas de paralysie de la troisième paire. Dan ces circonstances, vous admettrez qu'il est bien permis à l'individu de ne pas accuser de diplopie.

Enfin, bon nombre de malades emploient un certain artific pour ne pas voir double; ils tournent les yeux de manière faire abstraction de la moitié fautive de leur champ visuel e à ramener en face la moitié qui est correcte.

Cependant, à part les cas exceptionnels où elle peut fair défaut, la diplopie n'en est pas moins la caractéristiqu des paralysies oculaires : il importe donc de l'analyser avec soin, avant d'aborder l'étude des paralysies en particulier.

Une question préliminaire se présente tout d'abord ici :

Pourquoi le strabisme n'est-il point compliqué de diplopie? Pourquoi, au contraire, les déviations paralytiques de l'œil l'entraînent-elles inévitablement?

Le strabisme, vous le savez, résulte d'une insuffisance musculaire, insuffisance qui intéresse le droit externe dans le cas de strabisme convergent ou hypermétropique, et le droit interne dans le strabisme externe ou myopique.

Par suite du défaut de convergence des axes optiques principaux au point de mire, la diplopie se manifeste bien dans le strabisme, mais elle est très-éphémère, et n'existe qu'au début. A cette époque, en effet, l'individu n'a pas encore l'habitude de sa lésion. Pour lui, comme l'insuffisance musculaire existe des deux côtés à la fois, bien qu'à un degré variable, tout le champ visuel est fautif, et comme il est très-gêné de voir double constamment, il cherche un moyen pour retrouver la vision simple. — Or, il n'en a qu'un seul à sa disposition, c'est d'exagérer la déviation de l'un des yeux, généralement, de celui dont les muscles sont les plus insuffisants, et qui est le plus amétrope ou le plus amblyope des deux.

De cette façon, non-seulement il y a exclusion d'un œil de la vision binoculaire, ce qui fait cesser la diplopie, mais, en outre, la déviation exagérée d'un œil rend plus aisée la correction de l'autre, grâce à la synergie développée dans le muscle associé de ce dernier œil.

En un mot, l'individu, pour avoir la vision simple et normale des objets, se réduit, se résigne à la vision monoculaire.

J'ajouterai qu'au bout d'un certain temps l'œil strabique condamné à un repos absolu perd de son acuité visuelle, devient plus ou moins amblyope, et cette amblyopie, s'ajoutant à la déviation excessive que subit l'œil, produit ce phénomène qu'on a nommé : *Neutralisation des images rétiniennes*.

Dans le cas de paralysie oculaire, au contraire, où toute une moitié du champ visuel reste correcte, la diplopie est la règle. Sans doute, à un instant donné, l'individu pourra faire abstraction de l'une des images, mais il n'en sera pas moins diplope ; tandis que le strabique, à un certain moment, ne peut plus l'être du tout, quelle que soit sa volonté de le devenir.

Pour écarter sa diplopie, l'individu atteint d'une paralysie oculaire est obligé, nous l'avons dit, d'effacer toute une moitié de son champ visuel. Soit, par exemple, une paralysie du droit externe du côté gauche ; il y a déviation de l'œil en dedans, et par suite diplopie homonyme ou directe. Toute la moitié gauche du champ visuel est donc fautive, tandis que la moitié droite reste correcte. Présentez un objet à l'individu du côté sain, la vision est normale ; mais si vous le présentez du côté paralytique, il est vu double, il y a de la diplopie. — Et pour ne plus avoir cette diplopie, l'individu est obligé de faire abstraction de toute la moitié gauche de son champ visuel. Pour y arriver, il tourne la tête à gauche de façon à porter en face de lui toute la moitié droite ou correcte du champ visuel.

Telle est la diplopie d'origine paralytique ; ses caractères sont bien tranchés :

Elle occupe *une seule moitié* du champ visuel, c'est-à-dire que l'individu voit double d'un côté, simple de l'autre : c'est, à quelques exceptions près, un caractère pathognomonique de la diplopie paralytique.

Elle est *persistante*, c'est-à-dire qu'elle ne disparaît pas d'un moment à l'autre comme chez les sujets affectés d'asthénopie musculaire. Ceux-ci ont une diplopie spéciale périodique ou intermittente. L'individu, par exemple, qui a une insuffisance musculaire d'un des droits internes, voit simple de loin ; mais, dans la vision rapprochée, il louche, il voit double, parce qu'alors l'insuffisance musculaire se démasque. Le défaut de convergence des axes optiques principaux se manifeste, c'est le strabisme périodique ou intermittent qui existe avec une distance donnée de l'objet visé.

Après avoir étudié les différents caractères de la diplopie et avoir constaté qu'elle n'occupe qu'une des moitiés du champ visuel, il reste encore à déterminer quel est le muscle affecté de paralysie.

Règle générale, *les muscles atteints sont ceux dont l'action physiologique s'exerce dans le sens de la diplopie.*

Ceci mérite explication.

Vous dites, je suppose, à l'individu en observation de regarder en haut, ce qui lui fait voir double. Il regarde ensuite en bas et il voit simple ; vous en concluez que l'un des muscles élévateurs, le droit supérieur ou le petit oblique, est malade. Si, au contraire, l'individu voit double en regardant en bas, et simple en haut, vous pouvez affirmer que c'est un des muscles abaisseurs, le droit inférieur ou le grand oblique, qui est affecté de paralysie.

Lorsque la diplopie occupe une moitié du plan horizontal du champ visuel, la chose paraît au premier abord plus compliquée. Pour pouvoir diagnostiquer, en effet, quel est le muscle atteint, il est nécessaire, en déplaçant l'objet visé, de faire exécuter aux yeux des mouvements latéraux d'ensemble et de se rappeler que les muscles agissent par paire.

Le droit externe gauche, vous le savez, se contracte toujours synergiquement avec le droit interne droit. C'est ce qu'on peut appeler la paire de gauche dont la contraction combinée dévie les yeux à gauche. Or, toutes les fois que la diplopie occupera la moitié gauche du champ visuel, vous pourrez affirmer qu'il n'y a que deux muscles qui puissent être atteints par la paralysie, le droit interne droit ou le droit externe gauche.

En effet, supposez une paralysie du droit externe gauche, l'œil correspondant sera dévié en dedans, et il y aura diplopie homonyme ou directe à gauche.

Si, au contraire, c'est le droit interne droit qui est paralysé, l'œil de ce côté sera entraîné en abduction et dévié en dehors. Il y aura diplopie, mais diplopie croisée, c'est-à-dire qu'elle occupera toute la moitié gauche du champ visuel, la moitié droite restant intacte et correcte dans les deux cas.

Dans les positions diagonales, trois muscles s'associent et combinent leur action. C'est ainsi que la contraction simultanée du droit supérieur, du petit oblique et du droit externe est nécessaire pour amener l'œil en haut et en dehors. Il peut arriver qu'un de ces trois muscles soit paralysé, et il importe de discerner quel est celui qui est atteint par la paralysie. Ce cas doit vous sembler plus complexe que les précédents : ne croyez pas cependant qu'il présente des difficultés insurmontables.

Rappelez-vous tout d'abord que la fausse image apparaît et qu'elle s'écarte le plus dans le sens d'action des muscles paralysés. En outre, dans les positions diagonales, cette fausse image sera située plus haut ou plus bas que du côté sain, parce qu'elle occupera sur la rétine un point différent de la macula. L'image fautive montera d'autant plus que vous engagerez l'individu à regarder davantage en haut ; la pupille de l'œil sain qui a conservé toutes ses forces élévatrices intactes s'élèvera de plus en plus, tandis que celle de l'œil paralytique sera limitée dans son ascension en un point qu'elle ne pourra pas dépasser. Le contraire arrivera lorsque la diplopie est inférieure.

Revenons à l'étude de la diplopie en général.

Quand la paralysie affecte un des droits horizontaux, les images, comme Desmarres fils l'a nettement formulé dans sa thèse inaugurale, se croisent lorsque les deux axes optiques principaux se décroisent et *vice versa*.

Cela revient à dire que si l'un des yeux est dévié en dedans, la diplopie est *homonyme ou directe, tandis qu'elle est croisée* lorsqu'un des yeux est dévié en dehors, c'est-à-dire lorsque les deux axes optiques principaux se décroisent en avant.

Dans la paralysie des muscles abducteurs, autrement dit des droits externes, la diplopie *augmente* avec le mouvement de l'objet en dehors et avec son éloignement.

Dans la paralysie du droit externe gauche, par exemple, il y a diplopie homonyme et partant écartement des images vers la gauche. Or, cet écartement des images augmentera à mesure que l'objet se rapprochera de la tempe du côté *malade*, et ira en diminuant au point de disparaître avec l'avancement de l'objet vers la ligne médiane.

Avec l'éloignement des objets, l'écartement s'exagère aussi. Supposez, en effet, une toute petite paralysie des muscles droits externes. Lorsque l'individu fixe de près, il voit simple ; mais s'il veut regarder à l'horizon, c'est-à-dire lorsque les droits externes doivent se contracter pour amener les lignes visuelles en parallélisme, la diplopie se manifeste, diplopie homonyme avec écartement considérable des images.

Pour les droits internes c'est absolument l'inverse. Lorsque l'un d'eux est paralytique, la vision au loin reste normale, tandis que dans la vision de près, la diplopie se révèle, et cette diplopie, croisée, témoigne du défaut d'harmonie des mouvements combinés de convergence.

Dans tous les cas de paralysies oculaires que vous aurez à observer, il est un moyen que je vous engage à ne pas négliger pour faire constater par le malade lui-même si la diplopie est simple ou croisée.

Ce moyen consiste dans l'emploi d'un verre coloré. Vous faites regarder pour cela la flamme d'une bougie, après avoir placé un verre rouge devant l'œil sain de préférence, afin de ne pas obscurcir davantage l'image rétinienne excentrique et partant affaiblie de l'œil dévié.

En plaçant en effet le verre rouge devant l'œil sain, vous en diminuez l'éclat ; ce qui contribue, avec la différence de coloration, par rendre plus apparente l'image fautive de l'œil strabique. Il va sans dire que si, par exception, l'œil dévié possédait la meilleure acuité visuelle, c'est devant ce dernier qu'il faudrait placer le verre coloré.

Je vous ai déjà dit que, pour échapper à la diplopie, l'individu contractait des inclinaisons vicieuses de la tête et du cou. En effet, grâce à elles, l'individu diplope peut sortir et vaquer à ses affaires, tandis que, sans cet artifice, il serait pris à chaque instant d'un vertige à la fois gênant et dangereux, sur lequel je me promets d'insister.

Ces inclinaisons vicieuses sont, d'ailleurs, fort importantes à connaître pour le clinicien, parce qu'elles lui permettent d'apprécier immédiatement quelle est la partie du champ visuel qui est fautive et quel est le groupe musculaire qui est affecté de paralysie.

La tête est-elle tournée et inclinée vers l'épaule droite? Cette attitude vous indique que le sujet écarte la moitié droite de son champ visuel et qu'il s'efforce ainsi de ramener en face de lui la moitié gauche correcte. Vous en concluez qu'il existe une paralysie du droit interne gauche ou du droit externe droit, suivant que les images sont croisées ou non.

L'individu qui vient vous consulter pour une paralysie oculaire, ou parce qu'il voit double, porte-t-il le front haut et en arrière? Vous pouvez diagnostiquer par avance une paralysie d'un des élévateurs; tandis que, si ce même individu, pour regarder de face, était obligé de baisser la tête, vous pourriez annoncer à ceux qui vous entourent qu'il s'agit d'une paralysie d'un des muscles de l'abaissement.

Au point de vue du diagnostic, il est fort important, vous le voyez, de prêter grande attention à ces inclinaisons vicieuses de la tête. Vous pouvez affirmer, grâce à elles, quel est le groupe musculaire qui est atteint de paralysie, et, pour parfaire le diagnostic, il ne s'agit que de rechercher avec soin quel est le muscle affecté, ce qui sera facile désormais en suivant les règles que j'ai établies précédemment.

Ajouterai-je que cette attitude vicieuse de la tête chez

l'individu diplope dégénère assez souvent en une déviation permanente; véritable torticolis qui, chez les enfants surtout, peut entraîner des défauts de développement de la moitié correspondante de la face.

C'est ainsi qu'on rencontre une asymétrie de la mâchoire, un orbite plus petit, une joue moins étendue que du côté sain. En un mot, il peut en résulter une difformité plus ou moins choquante et qui, dans tous les cas, révèle au clinicien une paralysie oculaire de date déjà fort éloignée.

Je vous ai signalé précédemment un caractère spécial à la diplopie : la différence d'éclat des deux images; on peut dire, en effet, d'une façon générale que l'image fautive est toujours la plus faible, ce qui dépend de ce que les objets extérieurs ne se peignent plus que sur les parties périphériques, et partant les moins sensibles de la rétine.

Il va sans dire qu'il y a des exceptions, et c'est ce qui arrive lorsque l'œil paralytique est supérieur à l'œil sain comme acuité visuelle.

Et non-seulement l'individu a les images des objets fort pâles et assombries, mais encore il commet sur la position de ces objets des erreurs considérables; on dirait qu'il a perdu la notion de leur grandeur et de leur éloignement.

Ce phénomène, vous ne l'ignorez pas, se rattache à une question de physiologie extrêmement importante à résoudre.

En effet, cette perte de la notion de la position des objets, de leur grandeur, de la distance antéro-postérieure où ils sont placés, est un fait très-bien observé et que la théorie classique des *points identiques* de la rétine, telle quelle a été formulée par J. Muller, est impuissante à expliquer. Mais là surtout où cette théorie est mise en défaut, c'est lorsqu'il s'agit d'expliquer le *vertige* qui s'empare de l'individu chaque fois qu'il veut se servir de l'œil paralytique seul, vertige dépendant, comme nous allons le dire, de l'erreur d'appréciation exacte des lieux.

Cette nouvelle théorie de la vision binoculaire par le sens musculaire n'est pas encore universellement admise, et de Graefe ne pouvait pas se résoudre à y croire entièrement. Cependant elle mérite toute notre attention : elle tend à établir de plus en plus que l'idée que nous nous faisons de la situation des objets dans l'espace, c'est-à-dire de leurs rapports entre eux et de leur distance, dérive, non pas de la situation de l'image sur la rétine, mais de la contraction des muscles qui dirigent le regard sur ces objets, ou de l'idée que nous nous faisons de cette contraction.

Un de ces muscles est-il paralysé, il s'ensuit, non pas un défaut absolu de perception, mais une fausse perception, parce que nous jugeons de la position des objets d'après le degré de contraction musculaire qu'aurait dû fournir le muscle paralytique.

Supposons, par exemple, le muscle droit externe paralysé. La pupille se dévie en dedans, l'individu louche du côté du nez ; il y a diplopie homonyme. Fermez le bon œil et présentez un objet à l'individu en lui disant de le toucher vivement du bout du doigt ; il porte immédiatement la main du côté du muscle paralysé, c'est-à-dire en dehors et assez loin de l'objet.

Il suit de là que lorsque cet individu sort dans la rue et veut éviter une voiture, il tombe exactement au-devant d'elle, tout en croyant s'en écarter. Ce sont ces continuelles et fatales méprises qui donnent lieu chez ces sujets à ce qu'on a nommé le *vertige monoculaire*.

L'œil sain étant fermé et l'œil malade étant livré à lui-même, l'individu croit voir très-bien lorsqu'il voit absolument mal. De là ce vertige extraordinaire qui fait que cet individu, sorti dans la rue, ira se jeter sur les personnes qu'il rencontrera.

Voici l'explication de ces faits. Le muscle parétique, pour produire le même degré de déplacement du globe qu'à l'état normal, exige une dépense d'influx nerveux *deux, trois fois*, etc., plus grande que du côté sain. Or notre sensorium, qui juge de la position d'un objet d'après la quantité d'effort musculaire dépensé, se trompe et croit l'objet transporté deux, trois fois ou davantage sur le côté, alors qu'il n'en est rien. Si la théorie des points identiques était, au contraire, la vraie, aucune erreur de ce genre ne saurait arriver, puisque à une position donnée de l'objet doit correspondre une position invariable de l'image rétinienne et *vice versa*.

Il est aussi une autre espèce de vertige, le vertige de la diplopie ou *binoculaire*. C'est un miroitement insupportable qui provoque, chez certains individus, des chutes, quelquefois des syncopes; de sorte qu'une diplopie peu apparente peut, par les phénomènes de vertige qu'elle occasionne, donner le change et faire croire à des accidents cérébraux qui n'existent réellement pas. Cette diplopie peu apparente nous rend compte des erreurs de diagnostic qu'on peut commettre, et elle peut tromper le clinicien à la façon d'un bouchon de cérumen dans l'oreille qui provoque un bruissement, un bourdonnement insupportable, de la céphalalgie, des inquiétudes, des syncopes parfois, faisant croire à une congestion cérébrale ou à une apoplexie.

Il est à ajouter que plus les deux images sont rapprochées

et moins l'individu peut s'en débarrasser; d'où cette conclusion que la diplopie est d'autant plus gênante que la paralysie reste incomplète.

La diplopie, ce caractère pathognomonique des paralysies oculaires, n'a, du reste, toute sa valeur qu'autant qu'elle est *persistante*, attendu qu'une diplopie intermittente ou ne se montrant qu'avec l'éloignement ou le rapprochement des objets, diplopie dite *relative*, témoigne seulement d'un strabisme latent ou dynamique par insuffisance musculaire, et non pas d'une paralysie véritable ou confirmée, si petite qu'elle soit.

QUATORZIÈME LEÇON

DES PARALYSIES OCULAIRES (SUITE)

De la paralysie du droit externe et du droit interne.

MESSIEURS,

Lorsque j'ai établi les caractères de la diplopie, je vous ai fait passer en revue les signes généraux des paralysies oculaires. Il me faut maintenant vous exposer les paralysies des muscles de l'œil en particulier, et, tout d'abord, les manifestations symptomatiques de la paralysie du droit externe et du droit interne.

Avant d'aborder cette étude, permettez-moi de faire appel à vos souvenirs et de vous remettre en mémoire l'action physiologique des groupes musculaires que nous allons examiner. — Je vous ai dit que le rôle physiologique du droit interne et du droit externe était excessivement simple : que l'un était un adducteur pur ; l'autre un abducteur pur ; c'est-à-dire que les droits horizontaux étaient destinés à attirer l'œil en dedans ou en dehors, mais sans provoquer une inclinaison quelconque de l'axe vertical de l'œil.

PARALYSIE DU DROIT EXTERNE GAUCHE.

Étant admis que le droit externe est un abducteur pur, voyons les symptômes de sa paralysie, et pour mieux fixer les idées, prenons pour exemple celle du droit externe de l'œil gauche.

Le droit externe une fois paralysé, la pupille est attirée en dedans par le muscle antagoniste, le droit interne; l'œil est dévié en adduction ; il y a *strabisme interne*.

Dans ces conditions, si vous pratiquez l'occlusion de l'œil droit du malade, et si vous cherchez à faire exécuter à l'œil paralytique des mouvements d'abduction, vous remarquez qu'il n'obéit qu'incomplétement et qu'il reste manifestement en dedans. Jamais il ne peut venir atteindre la commissure externe des paupières, et comme, d'autre part, la mobilité de l'œil en dedans n'est pas augmentée, vous concluez à la *diminution de l'arc excursif* de cet œil, caractère fondamental de la paralysie.

Si vous supprimez alors l'occlusion de l'œil sain, et si vous engagez le malade à regarder droit devant lui, ce qui ramène la pupille de l'œil sain au centre de la fente palpébrale tandis que celle de l'œil paralysé reste déviée en dedans d'une certaine quantité en rapport avec le degré de la paralysie, vous obtenez la déviation dite *primitive*. Cette déviation, mesurée en lignes ou en millimètres sur le bord libre de la paupière inférieure, exprime le degré de la paralysie, et l'on dit, d'après cela, qu'il y a paralysie de 1, 2, 3 lignes ou de 3, 5, 7 millimètres, etc...

Pour des déviations fixes de 1, 2, 3, 4 millimètres ainsi

mesurées, les axes des deux yeux cessent de se rencontrer sur le point de mire, à des distances respectives de 24, 18, 12, 6 pouces ; en d'autres termes, dans cette paralysie, la distance des deux images croît avec l'éloignement de l'objet, et la limite antéro-postérieure du champ visuel à laquelle commence à se montrer la diplopie peut être prise comme nouvelle mesure de la déviation. — En admettant pour unité de mesure de la diplopie celle qui pourrait se produire théoriquement à la distance minimum d'un pouce, nous arrivons aux chiffres $\frac{1}{24}$, $\frac{1}{18}$, $\frac{1}{12}$, $\frac{1}{6}$ comme exprimant les quatre degrés précédents de paralysie. C'est précisément ce qui a été fait. Un calcul fort simple démontre en outre que l'angle formé par l'axe de l'œil dévié en dedans avec celui supposé parallèle de l'œil sain mesure alors 6°, 12°, 18°, 24°.

Aussi des prismes, à base externe, de 12°, 24°, 36°, 48° neutralisent la diplopie et donnent une nouvelle mesure très-exacte de la déviation *primitive* de l'œil, autrement dit, de la paralysie du muscle abducteur.

En couvrant l'œil sain, l'œil dévié se met en fixation et se porte en dehors, ce qui ne peut se faire qu'incomplétement. Au même moment, l'œil sain tourne en dedans d'une quantité qui l'emporte sensiblement sur la déviation primitive ; caractère pathognomonique, vous le savez, de la déviation *secondaire* dans les paralysies des muscles de l'œil.

La paralysie du droit externe entraîne, comme je vous l'ai dit, la déviation de l'œil en dedans : il s'ensuit une *diplopie homonyme* ou directe, et nous avons vu précédemment que cette diplopie augmentait à mesure que l'objet était porté en dehors parce qu'alors la désharmonie des axes grandissait.

De même les images sont très-écartées lorsque vous éloignez les objets, parce que cet éloignement sollicite la contraction des droits externes, et que, l'un d'eux étant paralysé, il en résulte une déviation de plus en plus apparente et une diplopie homonyme avec écartement des images d'autant plus accusé que les objets sont plus éloignés.

Quoi qu'il en soit, cette diplopie n'en est pas moins un des signes les plus importants de la paralysie ; c'est même, dans certains cas de paralysie peu apparente, le seul signe véritablement manifeste, les autres symptômes faisant alors absolument défaut.

J'ajouterai que l'étendue du champ diplope varie avec le degré de la paralysie. S'il n'y a qu'une simple parésie du droit externe, la diplopie siége à l'extrême gauche du champ visuel. Elle apparaît lorsque l'individu regarde en face, vers l'horizon, et cesse immédiatement dès que l'objet est placé dans la moitié droite du champ visuel.

Si la paralysie du muscle abducteur est très-prononcée, la diplopie gagne tout le côté gauche du champ visuel, et s'il survient une rétraction considérable du droit interne, elle peut franchir la ligne médiane, empiéter sur le côté droit du champ visuel. Ce caractère envahissant de la diplopie vers la droite sera d'autant plus manifeste que l'objet regardé s'éloigne. Mais, à part ces cas exceptionnels, vous pouvez retenir que dans la paralysie du droit externe toute la moitié correspondante du champ visuel, depuis la ligne médiane jusqu'à l'extrême limite temporale, est envahie par la diplopie.

En résumé, dans la paralysie du droit externe gauche, muscle abducteur pur, la diplopie est, nous l'avons dit, homonyme ou directe et n'occupe qu'une moitié du champ visuel (ici la moitié gauche) correspondant à l'œil paralytique.

La limite verticale et médiane de la diplopie, bien que perpendiculaire, offre toutefois une *légère inclinaison* de haut en bas et de dehors en dedans (ici de gauche à droite), grâce à ce fait physiologique, que la convergence mutuelle des yeux diminue dans l'élévation et augmente dans l'abaissement.

Cette diplopie a encore un autre caractère qu'il nous faut analyser et qui réside dans une légère inclinaison de la fausse image lorsque l'œil paralytique se place en position diagonale externe.

Tant que les deux pupilles ne quittent pas le plan horizontal du champ visuel, la diplopie est homonyme et entraîne un écartement plus ou moins considérable des images; et, comme cette position du regard n'exige aucune inclinaison de l'axe vertical de l'œil, il en résulte que les deux images, *correcte* et *fautive*, sont placées sur un même plan et exactement parallèles. La fausse image reste donc droite comme l'image vraie.

De même si vous engagez l'individu en observation à regarder en haut et en bas *dans le plan méridien vertical*, les deux images demeurent encore parfaitement parallèles et droites. Mais si le sujet porte l'œil paralytique *en dehors dans une position diagonale*, s'il dirige, par exemple, le regard en haut et en dehors, la fausse image lui apparaît inclinée en haut et en dehors, et cette inclinaison de l'image fautive est la conséquence indirecte du défaut d'action du droit externe. Vous savez, en effet, que physiologiquement dans la position oblique en haut et en dehors des yeux, les axes verticaux, tout en restant parallèles entre eux, s'inclinent obliquement par leur extrémité supérieure : de sorte qu'un objet tenu verticalement fait avec les axes verticaux un angle au lieu de leur être parallèle. Supposez maintenant une paralysie du droit externe gauche, que va-t-il se passer? L'œil gauche restant plus ou moins en adduction, le petit oblique, rotateur en dehors du méridien vertical, manque plus ou moins son effet sur ce méridien. Cela fait que l'image rétinienne se peint dans une direction parallèle à ce méridien, et comme pour le sensorium le méridien vertical est sensé avoir tourné, l'image qui lui est parallèle semble s'être déviée de la verticale pour s'incliner en diagonale comme aurait dû précisément le faire le méridien vertical, s'il n'y avait pas eu de paralysie. Inversement dans le mouvement en bas et en dehors la rotation en dedans de l'extrémité supérieure du méridien vertical ne s'effectuant pas, l'image nous paraît inclinée dans le sens du mouvement qui a fait précisément défaut. En résumé :

Dans l'abduction directe de l'œil, point d'inclinaison de la fausse image. Dans l'abduction avec élévation, la fausse image s'écarte par en haut. Dans l'abduction avec abaissement, cette image s'écarte par en bas.

Quelques développements sur l'inclinaison des images sont encore nécessaires. Nous savons que pour attirer la pupille dans une position diagonale, trois muscles agissent de concert, et que pour la porter en haut et en dehors, par exemple, le droit supérieur, le petit oblique et le droit externe combinent et associent leur action. En raison de la paralysie du droit externe, l'œil reste dévié en dedans. L'élévation de la pupille peut s'effectuer parce que les muscles élévateurs, droit supérieur et petit oblique, sont intacts. Mais, tandis que l'œil sain s'est porté en haut et en dedans, en inclinant son méridien du même côté, l'œil gauche, par suite du défaut d'action du droit externe, n'a pu prendre une position assez excentrique. Sa pupille est simplement portée en haut, à peine déviée un peu en dehors, mais son axe vertical n'a pas bougé, parce que cet œil est dévié en adduction et que, dans cette position du globe oculaire, le petit oblique devient un élévateur et cesse d'être un rotateur du méridien vertical en dehors.

La pupille, ne s'étant pas portée dans une position excentrique en harmonie avec celle de l'œil sain, l'image diplope est inclinée. Les méridiens des yeux, en effet, ne sont plus parallèles entre eux : celui de l'œil droit est oblique, celui de l'œil gauche est resté vertical, ou insuffisamment incliné en dehors. Ce défaut d'inclinaison est d'autant plus accusé que la paralysie est plus considérable. Plus la force d'abduction manque, plus l'œil est dévié en dedans, moindre est la possibilité de l'inclinaison de l'axe vertical en dehors. L'image fautive est donc vue penchée, parce que l'axe vertical de l'œil ne s'est point incliné. Dans le mouvement diagonal en bas, la même chose, mais en sens inverse, a lieu par suite de la diminution de l'action rotatrice du grand oblique qu'entraîne nécessairement avec elle la paralysie du droit externe.

Ici encore, comme dans la leçon précédente, nous nous trouvons dans une situation absolument contraire à la théorie des points identiques. En effet, l'image fautive est penchée parce qu'elle reste parallèle au méridien de l'œil qui ne s'est point incliné ; tandis que l'image du côté sain est vue droite parce qu'elle croise le méridien de l'œil qui a exécuté l'inclinaison voulue. Ici, nous sommes trompés par le sens musculaire auquel nous devons notre notion sur l'extérioration des objets.

Dans le cas particulier, nous jugeons de la position de l'image par la quantité plus ou moins considérable d'influx nerveux que nous avons dépensée pour suppléer à l'insuffisance du droit externe dont l'action influe sur l'inclinaison en dehors de l'axe vertical. Le mouvement physiologique ne s'est point exécuté; mais l'influx nerveux n'en a pas moins été employé, et comme c'est lui qui nous donne la mesure et la règle de nos perceptions rétiniennes, nous voyons l'image penchée suivant l'inclinaison qu'aurait dû avoir l'axe vertical. En un mot, l'œil paralytique trompé voit obliquement, c'est-à-dire dans l'obliquité physiologique qu'aurait dû avoir son axe vertical.

Outre le défaut de mobilité de l'œil vers l'abduction, outre la déviation de l'œil en dedans et la diplopie particulière qui en résulte, il existe encore d'autres signes qui accompagnent la paralysie du droit externe gauche et qu'il importe de signaler:

Un de ces symptômes est l'inclinaison vicieuse de la tête à gauche. — En effet, les individus atteints de paralysie du droit externe ont une diplopie homonyme qui occupe toute la moitié gauche du champ visuel, la moitié droite restant correcte. L'individu tourne donc la tête du côté gauche pour éloigner le champ visuel fautif. Grâce à ce mouvement de rotation avec inclinaison de la tête à gauche, le droit interne gauche absolument intact et son congénère le droit externe droit agissent synergiquement pour ramener tout à fait en face la moitié droite du champ de la vision, reléguant ainsi derrière la tête la moitié gauche fautive. — En raison de la légère obliquité de la diplopie en bas et à droite, l'individu, en même temps qu'il tourne la face à gauche, penche quelque peu le menton sur l'épaule gauche, et de la sorte toute la partie fautive du champ visuel se trouve plus complétement écartée. En résumé, lorsqu'un individu se présente à vous avec une inclinaison de la tête à gauche, vous pouvez affirmer qu'il s'agit ou d'une paralysie du droit externe gauche ou d'une paralysie du droit interne droit. Le diagnostic différentiel sera ensuite tiré de l'existence d'une diplopie *homonyme* dans le premier cas, et *croisée* dans le second.

Vous n'ignorez pas qu'à l'aide de prismes appropriés il est possible de ramener l'image fautive vers la ligne médiane et d'en obtenir la fusion avec l'image correcte.—Le prisme doit avoir son sommet tourné en dedans ; de cette manière l'image rétinienne se trouve déviée vers la base du prisme, et l'œil la voit plus en dedans. Il en résulte la possibilité de fusionner les images et de faire cesser la diplopie. Le prisme à base externe représente, vous le voyez, une puissance abductrice ajoutée au muscle droit externe affaibli et qui supplée à l'insuffisance de sa force de contraction. De plus, nous avons dit que ce prisme donne mathématiquement la mesure de la paralysie, qui équivaut à la moitié de l'angle de celui-ci, $= \frac{Pr}{2}$.

Avant de terminer cette étude de la paralysie du droit externe, j'ajouterai un nouveau détail ; nous avons supposé jusqu'ici que, dans la position diagonale en haut et en dehors ou en bas et en dehors, les images étaient vues au même niveau ; ce qui n'est pas tout à fait exact, car il existe entre les deux images une légère inégalité de hauteur.

Cette inégalité de niveau dépend de l'inclinaison de l'axe

horizontal du côté sain, le même axe de l'œil gauche n'ayant pas bougé en réalité, ce dont nous n'avons pas plus conscience que de la non-inclinaison du diamètre vertical correspondant. Par le fait du strabisme en dedans, l'image se peint sur la partie interne du méridien horizontal ; or, à l'état normal, cette partie s'élève dans la position oblique du regard en haut et en dehors, tandis qu'elle s'abaisse quand la pupille se dirige en bas et en dehors. L'image qui se peindrait sur ce méridien paraîtrait donc abaissée dans le premier cas et élevée dans le second par rapport à l'image centrale de l'œil sain. Le défaut d'action du muscle abducteur empêche, du côté paralysé, la rotation de l'axe horizontal; mais, comme le sensorium ne s'en rend nullement compte, nous nous figurons que l'axe a tourné et nous attribuons faussement à l'image qui s'y est peinte un mouvement imaginaire. L'illusion dérive encore ici de la non-exécution d'un mouvement physiologique, ou, pour mieux dire, de la dépense en pure perte de l'influx nerveux moteur destiné à le produire. En résumé, dans l'élévation, la fausse image nous semblera quelque peu abaissée, tandis que nous la jugerons légèrement élevée lors de l'abaissement.

PARALYSIE DU DROIT INTERNE.

Tout ce que nous avons dit de la paralysie du droit externe peut s'appliquer, en sens inverse, à la paralysie du droit interne.

C'est ainsi que nous constaterons :

1° Une diminution notable de la mobilité de l'œil en dedans.

2° Une déviation secondaire de l'œil sain plus grande que la déviation primitive.

3° Un strabisme divergent.

4° Une diplopie, non pas homonyme, mais croisée, qui, dans le cas où l'œil gauche est paralysé, occupe toute la moitié droite du champ visuel et qui augmente lorsqu'on porte l'objet à droite ou quand on le rapproche de l'individu. La limite de la diplopie n'est pas du reste absolument verticale, mais bien un peu oblique en haut et à gauche, ce qui est dû à ce que, dans l'élévation, les yeux ont plus de tendance à diverger.

5° L'image fausse et l'image correcte sont parallèles et au même niveau, tant que la pupille ne se dirige que sur un des quatre points cardinaux de l'orbite. — Mais lorsque l'œil tend à se placer dans une position diagonale, l'obliquité de l'image fautive et sa situation sur un niveau différent sont très-manifestes. — Elle est plus basse dans le regard en haut et en dedans; plus haute dans le regard en bas et en dedans. — L'inclinaison est telle que, dans l'élévation, l'image fautive s'écarte par son extrémité supérieure de l'image de l'œil sain. — Les deux images divergent ainsi par leurs extrémités supérieures, tandis qu'elles divergent par les pieds lorsque la pupille se dirige en bas et en dedans.

Ici, comme pour la paralysie du droit externe, c'est le défaut d'inclinaison physiologique des diamètres vertical et horizontal de l'œil paralytique qui produit l'inclinaison de l'image fautive et sa différence de niveau.

6° Comme dans le cas précédent il est possible de corriger la diplopie en employant des prismes à base interne et à sommet externe. Dans ces conditions la fusion des images peut s'effectuer; la base du prisme placée en dedans constitue une véritable puissance d'adduction venant au secours de la force défaillante du droit interne plus ou moins paralysé.

7° Dans cette paralysie, l'individu tourne la face du côté opposé (ici, c'est à droite), suivant un axe oblique, dans le sens de la légère obliquité de la diplopie.

QUINZIÈME LEÇON

PARALYSIES OCULAIRES (SUITE)

Paralysie des muscles de l'élévation et de l'abaissement. — De l'emploi des prismes contre la diplopie qui en dépend.

MESSIEURS,

Pour l'élévation de la pupille deux muscles sont nécessaires : le droit supérieur et le petit oblique. De même pour l'abaissement de celle-ci, deux muscles combinent leur action : le droit inférieur et le grand oblique.

Cependant, chacun de ces muscles a une action qui lui est propre et c'est ainsi que le droit supérieur est élévateur, adducteur et rotateur en dedans, tandis que le petit oblique est élévateur, abducteur et rotateur en dehors.

L'élévation directe, c'est-à-dire sans obliquité en abduction ou en adduction, résulte de la contraction simultanée de ces deux muscles et n'est pas un fait simple ; de sorte que si un individu vient à perdre un de ces muscles, il est désormais incapable d'une élévation directe. — Il ne peut plus exécuter qu'une élévation oblique.

L'œil gauche étant pris pour exemple, supposons-le superposé à l'œil droit, sain, suivant un même axe antéro-postérieur. Le méridien vertical de l'œil sain AB occupe sa position normale et physiologique, tandis que celui de l'œil paralytique quitte le plan AB qu'il devrait occuper normalement pour s'incliner, d'une quantité variable en dedans ou en dehors, suivant A'B' ou A''B'', lorsqu'un des muscles élévateurs est paralysé.

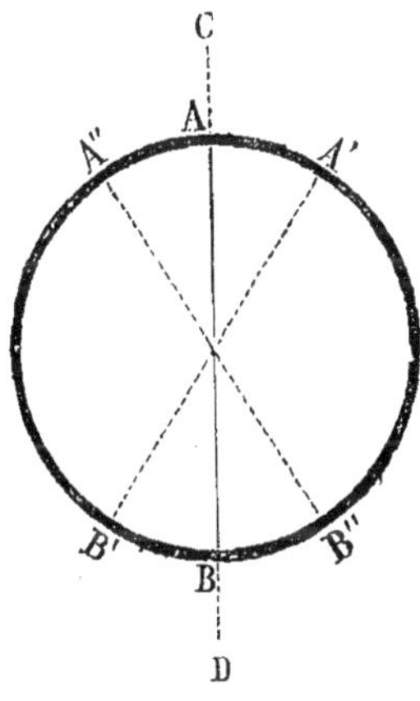

Fig. 9.

Ainsi donc, l'œil qui a perdu un des muscles de l'élévation ne peut plus conserver son méridien dans la verticale. De plus, au moment de l'élévation, il reste nécessairement inférieur à l'œil sain et se porte plus en dedans ou plus en dehors que celui-ci. Dans ces conditions, l'image rétinienne, au lieu d'occuper la tache jaune, se peint sur un point inférieur à la macula, et cela d'autant plus que la paralysie est plus complète.

Quel que soit le muscle élévateur paralysé, il y aura donc une diplopie verticale occupant la partie supérieure du champ visuel, de sorte que le malade ne verra double que quand il élèvera les yeux. Lorsqu'il fixera l'horizon ou qu'il regardera en bas, la vision sera simple et normale.

L'œil sain verra donc l'image sur la ligne médiane et là où elle est placée véritablement, tandis que l'œil paralytique la verra plus élevée, c'est-à-dire que le sensorium, ne se rendant pas compte du retard de l'œil paralytique sur son congénère qui est sain, se trompe et croit à l'élévation de l'objet du côté de la paralysie.

Il en résulte que la tête affecte un port caractéristique et qui permet de diagnostiquer la paralysie à distance. L'individu évite continuellement de regarder en bas, et, pour mieux assurer la vue simple, il renverse la tête en arrière.

Il est donc bien établi que la diplopie consécutive à la paralysie des muscles de l'élévation a pour caractère primordial d'être verticale et supérieure; voyons maintenant quels sont les signes spéciaux à la paralysie de chacun des élévateurs en particulier.

PARALYSIE DU DROIT SUPÉRIEUR GAUCHE.

Dans cette paralysie, au moment où l'individu regardera en haut, l'œil sain s'élèvera et prendra la position voulue pour faire aboutir son axe optique principal au point de mire. L'œil paralytique s'élèvera en même temps, mais beaucoup moins, par suite des contractions isolées du petit oblique, et, comme ce dernier est élévateur et abducteur, il attirera la pupille en haut et en dehors : il y aura strabisme supérieur externe et, par suite, diplopie croisée.

L'image fautive est non-seulement plus élevée que l'image vraie, mais, en outre, elle occupe la moitié droite du champ visuel. De sorte que la diplopie verticale *supérieure et croisée* constitue la caractéristique de la paralysie du muscle droit supérieur.

De plus, l'image fautive présentera, par rapport à l'image correcte verticale, une certaine obliquité dirigée en haut et en dehors. Cette inclinaison de l'image fautive s'explique de la façon suivante : Le petit oblique, en se contractant seul, incline le méridien vertical de l'œil paralytique en dehors. De sorte que ce méridien vertical forme, avec celui de l'œil sain, un angle ouvert en haut et dont la grandeur varie avec le degré de la paralysie. Cette inclinaison anormale échappe absolument au sensorium, et l'image rétinienne qui se peint en dehors du méridien vertical nous apparaît alors inclinée et faisant avec celui-ci un angle ouvert en bas. De plus, nous l'avons dit, cette image est extériorée à droite, et par construction géométrique elle est renversée.

Tout cela fait que, comparée à l'image verticale correcte de l'œil sain, l'image fautive nous semblera inclinée de bas en haut et de gauche à droite, autrement dit, les deux images convergeront par les pieds et divergeront par le sommet.

Si, au lieu de se porter directement en haut, l'œil se dirige en haut et en dehors, l'inclinaison en dehors du méridien s'accentuera davantage, il est vrai ; mais comme le méridien vertical de l'œil sain s'incline alors dans le même sens, le résultat total sera que l'inclinaison réciproque des deux images diminue.

Par contre, lorsque l'œil se dirige en haut et en dedans,

son méridien s'écarte moins, il est vrai, de la verticale; mais, comme alors le méridien de l'œil sain s'incline en sens inverse, l'inclinaison réciproque des deux images augmente.

Les choses se passeront tout à l'opposé à l'égard de la différence de hauteur des deux images entre elles. Nous savons, en effet, que le petit oblique est d'autant moins élévateur que l'œil se porte plus en dehors. Il l'est d'autant plus que la pupille se porte davantage en dedans. Toutes les fois donc que le muscle droit supérieur est paralytique, l'élévation par le petit oblique sera surtout insuffisante lorsque l'œil se portera en haut et en dehors; de là une plus grande différence de niveau des images en dehors qu'en dedans. Quant à l'écartement latéral ou à leur croisement, il s'accroîtra par l'adduction et il diminuera par l'abduction, même jusqu'à disparaître, dans l'abduction extrême.

En résumé, la paralysie du droit supérieur sera caractérisée comme il suit :

Diplopie verticale, supérieure, autrement dit, dans le regard en haut.

Diplopie croisée d'autant plus accusée que l'œil se porte en adduction.

Les deux images divergent par leurs sommets ; davantage, lorsque l'œil se porte en haut et en dedans ; moins, dans le regard en haut et en dehors.

Inversement, la différence de niveau des deux images diminue avec l'adduction et croît avec l'abduction. — Il en résulte que la limite de la diplopie s'incline en bas et en dedans (ici à droite).

Pour lire, pour marcher, et en général pour fixer tout ce

qui se trouve placé sous l'horizon, le malade ne se sent pas gêné, et le vertige fait défaut.

Par contre, si le malade veut regarder en haut, gravir une côte ou monter un escalier, il est obligé de renverser la tête plus ou moins en arrière et de tourner la face légèrement à gauche suivant un axe parallèle à la limite de la diplopie, afin d'exclure le plus complétement possible de la vision commune la partie fautive du champ visuel. Il est vrai qu'en tournant la face légèrement à gauche, le croisement des images se trouve quelque peu augmenté; mais l'essentiel ici, c'est d'éviter la diplopie par inégalité de hauteur, qui est la plus gênante et la plus difficile à corriger. Quant à la diplopie horizontale, un surcroît d'action du muscle droit interne du côté sain, combiné à la légère adduction qui accompagne tout abaissement de la ligne visuelle, suffit pour la neutraliser.

PARALYSIE DU PETIT OBLIQUE GAUCHE.

La paralysie du petit oblique ou oblique inférieur ne sera difficile ni à exposer ni à comprendre, puisqu'après l'étude de la paralysie du droit supérieur, il s'agit simplement de renverser les termes du problème à résoudre. Nous supposons encore ici qu'il s'agit de l'œil gauche.

Le petit oblique une fois paralysé, le droit supérieur se contracte isolément. Il en résulte que l'élévation de l'œil paralytique est moindre que celle de l'œil sain : d'où strabisme *en bas*, et comme conséquence : diplopie verticale *supérieure*.

De plus, comme le muscle droit supérieur prépondérant est à la fois élévateur et adducteur, l'œil se trouve légèrement dévié en dedans, et cette déviation a pour conséquence un léger strabisme interne. L'image se peint donc sur l'hémisphère interne de l'œil et il y a diplopie *homonyme*. Si nous plaçons un verre rouge devant l'œil droit qui est sain, l'individu verra nécessairement une image rouge sur la ligne médiane, et une image blanche, fautive, en dehors de cette ligne médiane, à gauche.

D'ailleurs, l'image fausse est non-seulement homonyme et plus élevée que l'image correcte, elle est encore oblique par rapport à cette dernière.

En effet, tandis que précédemment le petit oblique inclinait le méridien vertical en dehors, en se contractant isolément, le droit supérieur le fait incliner en dedans, et l'image rétinienne, qui se peint au-dessous de la macula, sur l'hémisphère interne de l'œil, fait avec ce méridien un angle ouvert en bas. — Le sensorium, inconscient au point de vue de l'inclinaison anormale des axes, considère le méridien vertical comme s'il était resté parallèle à celui de l'œil sain et attribue toute l'inclinaison angulaire à l'objet qu'il voit penché de bas en haut et de droite à gauche. Les deux images se trouvent donc écartées par le sommet et rapprochées par les pieds, comme dans la paralysie du droit supérieur; seulement elles sont disposées en sens inverse.

Contrairement à ce qui arrive dans la paralysie du droit supérieur, la différence de niveau des deux images diminue lorsque l'œil affecté se porte en haut et en dehors, parce qu'alors le droit supérieur représente un élévateur plus puissant, tandis que cette différence augmente dans le regard en haut et en dedans où le petit oblique agit principalement.

L'inclinaison réciproque des deux images suit une marche

inverse : plus petite dans le regard en dedans, cette inclinaison augmente pour le regard en dehors, et il en est de même de l'écartement latéral des images qui s'exagère avec l'abduction et tend à s'effacer dans l'adduction.

La limite de la diplopie affecte une inclinaison inverse de celle qui caractérise la paralysie du droit supérieur. Elle est oblique de bas en haut et de gauche à droite. Aussi l'individu, pour échapper à la diplopie, renverse-t-il la tête en arrière en même temps qu'il dirige la face légèrement à droite, suivant un axe fictif, parallèle à l'obliquité de la diplopie. De cette manière, l'individu utilise le plus qu'il peut la moitié inférieure gauche du champ visuel qui est la plus exempte de diplopie verticale. — Sans doute, l'écartement homonyme des images et leur inclinaison anormale se trouvent ainsi accrus ; mais, une fois l'inégalité de niveau corrigée, l'action des muscles horizontaux parvient aisément à réaliser la fusion des deux images en une seule.

En résumant les caractères de la paralysie propres à chacun des deux muscles élévateurs de l'œil, nous dirons :

Dans la paralysie du droit supérieur :

Diplopie verticale, *croisée*, s'exagérant surtout dans le mouvement oblique en haut et en dehors.

Dans la paralysie du petit oblique :

Diplopie verticale, *homonyme*, atteignant son maximum dans le mouvement du regard en haut et en dedans.

Dans les deux cas :

Obliquité *opposée* des images qui croît en sens inverse de l'écartement vertical maximum, précédemment indiqué.

Tels sont les caractères différentiels de la paralysie du droit supérieur et du petit oblique comparés entre eux.

Leurs caractères communs résident :

Dans l'apparition du *strabisme inférieur* et de la diplopie verticale *supérieure* qui augmentent avec le mouvement d'élévation des yeux.

Dans l'écartement des deux images par en *haut* et leur rapprochement par en bas, avec cette particularité que l'obliquité de ces images augmente ou diminue comme la diplopie horizontale elle-même et peut disparaître avec elle, dans certaines positions du regard.

PARALYSIE DES MUSCLES DE L'ABAISSEMENT.

Je vous ai dit que les muscles abaisseurs de la pupille étaient le droit inférieur et le grand oblique. Il est facile de comprendre que, dans la paralysie de l'un de ces muscles en particulier, ou de tous les deux à la fois, il y aura abaissement de l'image correspondante, parce que, dans ce cas, la pupille restant plus élevée que du côté sain, les rayons lumineux impressionneront la moitié supérieure de la rétine au lieu de tomber sur la tache jaune.

La diplopie verticale inférieure est donc le signe commun aux paralysies des muscles abaisseurs. — Par un raisonnement analogue à celui que nous avons fait pour la paralysie des muscles élévateurs, on démontre que dans la paralysie du droit inférieur, qui est à la fois *abaisseur* et *adducteur*, la diplopie sera inférieure et *croisée* et que l'obliquité des images est telle que celles-ci divergeront en bas et convergeront en haut. On s'expliquera de même pourquoi, dans la paralysie du grand oblique — *abaisseur* et *abducteur* —

la diplopie, également inférieure, se montre *homonyme* et pourquoi l'obliquité des images, quoique inverse, donne à celles-ci la même direction angulaire ; rapprochées par en haut, elles s'écartent par en bas.

Dans la position oblique en bas et en dehors l'écartement des images augmente, et leur inclinaison diminue s'il s'agit de la paralysie du droit inférieur.

L'inverse a lieu dans le cas de paralysie du grand oblique.

Dans la position oblique en bas et en dedans, l'écartement des images se prononce davantage pendant que leur obliquité diminue si le muscle grand oblique est en cause, tandis que le contraire arrive pour la paralysie du droit inférieur.

En résumé :

Dans la paralysie du droit inférieur :

Diplopie croisée s'exagérant surtout dans le mouvement en bas et en dehors.

Dans la paralysie du grand oblique :

Diplopie homonyme atteignant son maximum dans le mouvement en bas et en dedans.

Dans les deux cas :

Obliquité opposée des images, qui croît en sens inverse de l'écartement maximum précédemment indiqué.

Tels sont les caractères *différentiels* de la paralysie du droit inférieur et du grand oblique.

Leurs caractères communs résident :

Dans l'apparition du strabisme supérieur et de la diplopie verticale inférieure : tous deux augmentent avec le mouvement d'abaissement des yeux.

Dans l'obliquité des images qui s'écartent par en bas et se rapprochent par en haut : cette obliquité diminue avec la diplopie horizontale et dans le même sens.

Les positions vicieuses de la tête se retrouvent ici comme pour les muscles de l'élévation ; seulement elles ont lieu en sens inverse.

C'est ainsi qu'en marchant l'individu aura la tête fortement baissée et inclinée en avant. De plus, dans la paralysie du droit inférieur gauche, la face sera portée légèrement vers la gauche. De cette façon, la moitié supérieure droite du champ visuel, par suite de l'obliquité en bas et à gauche de la limite de la diplopie, se trouvera le mieux à l'abri de la diplopie.

Par contre, dans la paralysie du grand oblique gauche, la face sera légèrement dirigée vers la droite afin de ramener devant soi la moitié supérieure gauche du champ visuel. — La limite de la diplopie est alors, en effet, plus basse à droite qu'à gauche.

La diplopie verticale est excessivement gênante en ce sens qu'elle entrave la marche, la lecture, l'écriture, et en général tout ce qui exige l'abaissement des yeux. Aussi est-ce en voulant descendre une pente ou un escalier que le malade se sent le plus embarrassé. Quand l'individu prend un repas, il se trouve exposé à voir deux fourchettes, deux couteaux, deux cuillers, deux verres, ce qui le gêne singulièrement et l'oblige à fermer l'œil paralytique.

Afin de mieux faire ressortir les caractères propres à la paralysie de chacun des muscles élévateurs et abaisseurs de l'œil, j'ai cru bien faire en rapprochant dans le tableau suivant la physiologie de chaque muscle et les manifestations diplopiques qu'entraîne sa paralysie.

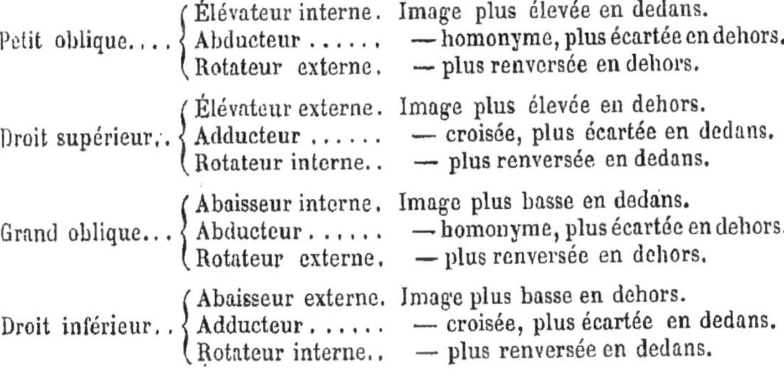

Muscle	Fonction	Diplopie
Petit oblique....	Élévateur interne.	Image plus élevée en dedans.
	Abducteur	— homonyme, plus écartée en dehors.
	Rotateur externe.	— plus renversée en dehors.
Droit supérieur..	Élévateur externe.	Image plus élevée en dehors.
	Adducteur	— croisée, plus écartée en dedans.
	Rotateur interne..	— plus renversée en dedans.
Grand oblique...	Abaisseur interne.	Image plus basse en dedans.
	Abducteur	— homonyme, plus écartée en dehors.
	Rotateur externe.	— plus renversée en dehors.
Droit inférieur..	Abaisseur externe.	Image plus basse en dehors.
	Adducteur	— croisée, plus écartée en dedans.
	Rotateur interne..	— plus renversée en dedans.

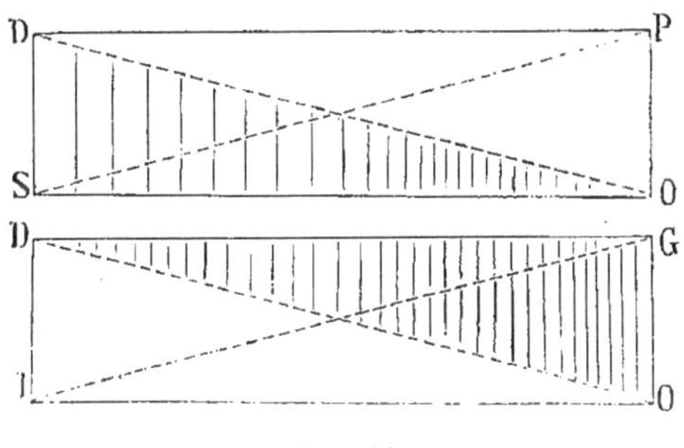

FIG. 10.

Explication de la figure. — Les lignes obliques DO, PS, GI, DO, représentent l'obliquité du plan limite de la diplopie dans les paralysies des muscles verticaux.

SP — Obliquité propre à la diplopie du droit supérieur gauche ou de l'oblique inférieur droit.
OD — Obliquité propre à la diplopie du petit oblique gauche ou du droit supérieur droit.
DO — Obliquité propre à la diplopie du droit inférieur gauche ou du grand oblique droit.
GI — Obliquité propre à la diplopie du grand oblique gauche ou du droit inférieur droit.

L'emploi des prismes, comme moyen palliatif de la diplopie, due à la paralysie des muscles de l'élévation et de l'abaissement, exige une analyse détaillée.

Nous avons constaté, en effet, que la diplopie est à la fois verticale et latérale, et qu'elle peut être aussi, suivant les cas, homonyme ou croisée. Nous avons dit que, de toutes ces manifestations de la diplopie, la plus gênante et la plus difficile à vaincre par la contraction volontaire des muscles oculaires, réside dans la disjonction verticale des images. — Pour utiliser les prismes avec avantage, dans cette circonstance, il faut s'efforcer avant tout de ramener les deux images sur un même niveau horizontal. Pour y arriver, on dispose le prisme approprié de la façon suivante :

La base du prisme sera tournée *en haut* dans la paralysie des élévateurs ; *en bas* dans celle des abaisseurs.

L'image fautive se trouve ainsi abaissée ou élevée d'une quantité égale à la moitié de l'angle du prisme, ce qui donne en même temps la mesure de la paralysie.

Comme la diplopie par inégalité de hauteur se fait sentir, lorsqu'il s'agit des élévateurs, vers l'angle supérieur externe de l'orbite pour le droit supérieur et vers l'angle supérieur interne pour le petit oblique, la base du prisme devra être tournée vers l'une ou l'autre de ces positions diagonales, au lieu d'être dirigée directement en haut.

De même dans la paralysie des abaisseurs, la base du prisme devra être tournée en bas et en dehors lorsqu'il s'agit du droit inférieur, et en bas et en dedans lorsque le muscle paralysé est le grand oblique.

En résumé, dans la paralysie des droits verticaux la base des prismes sera quelque peu tournée en dehors, tandis qu'on la dirigera un peu en dedans lorsqu'il s'agit des obliques.

Il faut noter que cette disposition des prismes exagère l'écartement latéral des images, puisque, dans le cas où nous dirigeons la base des prismes en dehors, il s'agit d'images légèrement croisées dont on augmente ainsi le croisement. — En plaçant la base du prisme en dedans, on exagère pareillement la diplopie homonyme qui accompagne la paralysie des obliques. Toutefois, les positions diagonales où la diplopie verticale se fait sentir le plus sont celles aussi où l'écartement latéral des images et leur inclinaison réciproque se trouvent réduits à leur minimum, ce qui atténue déjà l'effet déviateur latéral du prisme. En outre, il ne faut pas oublier que le plus important, en pareille circonstance, est de ramener les deux images sur un même plan horizontal, parce qu'alors les muscles droits internes et externes, en exagérant leur force de contraction, parviennent à diminuer l'écartement latéral des images et à en provoquer la fusion.

SEIZIÈME LEÇON

PARALYSIES OCULAIRES (SUITE).

Paralysie de la troisième paire (moteur oculaire commun).

MESSIEURS,

La paralysie de la troisième paire est une de celles qu'on observe le plus souvent ; c'est même la plus commune.

Vous savez que la troisième paire des nerfs crâniens anime les muscles droit supérieur, — droit inférieur, — droit interne et petit oblique, — ainsi que l'élévateur de la paupière supérieure.

Le moteur oculaire commun donne encore, par ses filets destinés au petit oblique, un rameau nerveux qui se rend à l'angle postérieur externe d'un petit ganglion, à peu près quadrilatère, placé sur le côté externe du nerf optique et connu en anatomie sous le nom de *ganglion ophthalmique*. Cette branche, issue du moteur oculaire commun, représente la racine motrice grosse et courte du ganglion.

Ce même ganglion reçoit une autre racine qui lui vient du filet nasal de la branche ophthalmique de Willis (cinquième paire crânienne). Cette racine pénètre le ganglion par son angle postérieur interne, constitue sa racine sensitive, ou longue et grêle.

Enfin, le ganglion ophthalmique reçoit une troisième racine qui se détache de l'artère ophthalmique, laquelle, de même que l'artère carotide dont elle provient, est enlacée par un plexus nerveux du grand sympathique. C'est de cette véritable résille nerveuse, entourant l'artère ophthalmique, que partent les filets sympathiques qui vont se jeter dans le ganglion ophthalmique entre la branche motrice et la branche sensitive.

De ce ganglion, constitué par trois branches différentes, motrice, sensitive et sympathique, naissent des filets nerveux, excessivement fins et ténus, qui ont reçu le nom de *nerfs ciliaires*. Ces filets entourent le nerf optique, pénètrent la sclérotique et la choroïde, et viennent tous aboutir au cercle ciliaire, c'est-à-dire à la jonction de l'iris, de la sclérotique et de la cornée.

Outre ces nerfs ciliaires courts, l'iris reçoit deux autres nerfs qui viennent directement de la branche nasale du nerf ophthalmique de Willis ; l'un est à droite, l'autre à gauche du nerf optique. Tous deux perforent la sclérotique sur un point antérieur aux nerfs ciliaires courts, ils cheminent également entre la sclérotique et la choroïde, en restant dans le plan méridien horizontal de l'œil, puis viennent, sous le nom de nerfs iriens, se perdre aux extrémités du diamètre transversal de la grande circonférence de l'iris : ce sont des nerfs absolument sensitifs.

Il arrive, par anomalie, que la branche motrice du ganglion ophthalmique, au lieu d'être une émanation de la troisième paire, est fournie par le moteur oculaire externe ou sixième paire; fait important à connaître, comme nous le verrons bientôt.

Ces données anatomiques une fois bien établies, voyons quels sont les signes de la paralysie de la troisième paire.

Le premier symptôme est une chute de la paupière supérieure, due à la paralysie du releveur.

Le muscle antagoniste, l'orbiculaire des paupières, animé par le nerf facial, agit seul et devient prépondérant. A la prédominance fonctionnelle de celui-ci s'ajoute l'action de la pesanteur, et de cette double cause résulte le ptosis ou prolapsus de la paupière supérieure. — Cependant, cette paralysie palpébrale n'est pas la même dans tous les cas: tantôt la chute de la paupière est absolue et complète; d'autres fois, elle est moins prononcée et la cornée se trouve à moitié recouverte.

Il arrive aussi que certains individus peuvent, après avoir fermé l'œil sain, et en faisant un grand effort d'ensemble, relever la paupière paralysée. — Mais immédiatement après l'effort, la paupière retombe.

Tout cela dépend du degré plus ou moins prononcé de la paralysie ; et lorsque la paupière se relève avec effort, on voit le muscle frontal et sourcilier se contracter très-énergiquement, pour suppléer à l'action défaillante du muscle releveur de la paupière.

Dans l'exposition des autres symptômes, nous aurons en vue la paralysie complète et absolue de la troisième paire.

Dans ces conditions, lorsqu'on soulève la paupière de l'œil paralytique, on trouve la pupille déviée en strabisme externe, par suite de la paralysie du droit interne et de la prépondérance fonctionnelle de son antagoniste. L'œil est en abduction, tourné du côté de la tempe, et si vous engagez le malade à regarder en haut, en bas ou en dedans, il s'efforce, mais en vain, de vous obéir.

Les mouvements d'élévation de l'œil ne sont plus possibles en effet; les deux élévateurs de la pupille, le droit supérieur et le petit oblique, étant tous deux paralysés.

Il arrive, par contre, que le malade conserve encore un certain mouvement d'abaissement de la pupille, puisque le grand oblique ou oblique supérieur, l'un des muscles abaisseurs, a toute sa force de contraction, animé qu'il est par le nerf pathétique, ou quatrième paire des nerfs crâniens.

Je vous signale encore ce fait, que la pupille de l'œil paralytique n'est pas située sur le même plan horizonta que celle de l'œil sain. — Elle est placée plus bas, par suite de l'action prédominante du grand oblique qui, libre de toute résistance antagoniste, porte celle-ci en bas et en dehors.

Si vous examinez la pupille de l'œil malade, vous la trouverez généralement dilatée et plus ou moins immobile.

Ceci mérite que nous y insistions.

La branche motrice crânienne des nerfs ciliaires est paralysée; or, la physiologie a démontré surabondamment que les nerfs moteurs ciliaires provenant de la troisième paire ne se rendaient pas à tout l'ensemble de l'iris, mais principalement au sphincter irien. C'est grâce à ce sphincter que la pupille se resserre, et, à côté de lui, se trouvent comme antagonistes les fibres radiées de l'iris ou fibres dilatatrices, animées par le grand sympathique. L'action dilatatrice des fibres radiées prédomine donc, et il y a dilatation de la pupille par paralysie du sphincter irien.

Cependant, ce signe de la dilatation de la pupille par paralysie peut manquer ; il fait défaut, en effet, toutes les fois que la paralysie n'affecte pas la branche motrice du ganglion, et l'on constate alors tous les autres signes de la paralysie de la troisième paire, sauf celui de la dilatation de la pupille.

Ce signe manque encore, quoique la paralysie de la troisième paire soit complète, toutes les fois que, par anomalie, la branche motrice du ganglion vient de la sixième paire crânienne, et c'est ainsi qu'on s'explique généralement les cas, assez rares d'ailleurs, où la paralysie de la troisième paire s'accompagne d'un état normal de la pupille.

J'ajouterai, cependant, qu'on a dû supposer cette anomalie bien plus souvent qu'elle n'existe en réalité, par suite du manque d'autopsies et de l'ignorance dans laquelle on a été longtemps au sujet de la paralysie du petit oblique.

En effet, la branche motrice crânienne du ganglion ophthalmique naît du rameau qui va animer le petit oblique, lequel devra être paralysé en même temps. — Or, les auteurs, avant d'émettre des hypothèses gratuites sur l'innervation du sphincter irien, auraient dû posséder une connaissance exacte de la paralysie du petit oblique, autrement dit, de l'action physiologique véritable de ce muscle, et c'est ce qui leur a précisément fait défaut jusque dans ces derniers temps. La physiologie, aussi bien que les symptômes de la paralysie du petit oblique, sont des connaissances toutes récentes ; il est donc permis de douter un peu de toutes les affirmations qu'on a faites jusqu'à nos jours, au sujet des troubles de l'innervation motrice de l'iris, puisque jusqu'à une époque très-rapprochée de nous on ne connaissait pas suffisamment les éléments nécessaires pour bien l'apprécier.

Dans les cas, en effet, où la pupille conserve son aspect normal, la troisième paire étant paralysée, pour démontrer que cette immunité dont jouit l'iris provient d'une anomalie d'innervation, il faut prouver d'une façon certaine et positive que l'oblique inférieur est paralysé. La paralysie de ce muscle bien constatée, le défaut de relation symptomatique de l'iris vous permet d'affirmer que le ganglion ophthalmique reçoit ses branches motrices afférentes non pas de la troisième, mais bien de la sixième paire crânienne.

En résumé, dans la plupart des cas de paralysie de la troisième paire, il y a dilatation de la pupille; et si vous instillez quelques gouttes d'atropine dans l'œil, la pupille, déjà dilatée par suite de la paralysie des fibres circulaires de l'iris, se dilate encore davantage. D'où vous concluez que le sulfate d'atropine n'agit point en paralysant le sphincter irien, mais en excitant les fibres radiées ou fibres dilatatrices, dont la prédominance fonctionnelle est alors manifeste. A la dilatation paralytique s'ajoute la dilatation produite par les fibres radiées excitées. — La mydriase est alors complète ou très-considérable.

En effet, les nerfs moteurs des fibres radiées qui dilatent l'ouverture pupillaire proviennent du grand sympathique, et ce sont précisément les filets sympathiques qu'excite la belladone. — De sorte qu'une paralysie de la troisième paire étant donnée, si vous constatez d'emblée une dilatation maximum de la pupille, vous pouvez affirmer immédiatement qu'il existe une complication et que cette complication réside dans une excitation ou une irritation du grand sympathique.

Vous pouvez conclure alors que la tumeur, par exemple, qui comprime et paralyse la troisième paire crânienne, irrite en même temps le grand sympathique; il y a dilatation maximum de la pupille, parce que le sphincter irien est paralysé et parce que les fibres radiées de l'iris sont entrées en contraction sous l'influence d'une excitation concomitante du grand sympathique.

Mais l'altération du grand sympathique peut aller jusqu'à la paralysie, de sorte que, s'il y a en même temps paralysie du sphincter de l'iris et paralysie des fibres radiées, la dilatation de la pupille sera, au contraire, réduite à son minimum. — Il n'y a plus aucune action mydriatique possible; la belladone n'a plus d'influence, et vous concluez avec assurance que le sphincter irien et les fibres radiées de l'iris sont atteints à la fois par la paralysie.

Certains auteurs allemands ont prétendu que les nerfs iriens indépendants du ganglion ophthalmique et qui sont fournis par la cinquième paire crânienne, avaient une influence sur les contractions de l'iris. Cette influence existe, mais elle est indirecte ou réflexe. Il est évident que la sensibilité que ces nerfs iriens donnent à l'iris venant à manquer ou étant émoussée, la tendance aux contractions réflexes pour le sphincter irien ou pour les fibres radiées sera moindre, mais voilà tout. Quant aux véritables nerfs moteurs de l'iris, ils n'ont que deux sources d'origine : le centre cérébro-spinal et le grand sympathique.

Tels sont les signes extérieurs de la paralysie de la troisième paire. Voyons maintenant les symptômes subjectifs. Un seul est remarquable : c'est la diplopie qui est croisée et un peu supérieure. *Croisée*, puisque nous avons affaire à un strabisme externe; *supérieure*, c'est-à-dire que l'image fautive sera placée plus haut que l'image correcte, parce que cette image se peindra sur la rétine en un point inférieur à la tache jaune. Ce phénomène résulte de l'action du grand oblique qui n'a pas été touché par la paralysie. Dans ce cas, nous avons un strabisme externe très-accusé, combiné et associé à un léger strabisme vertical inférieur.

Vous savez que les prismes peuvent être employés pour corriger cette diplopie; pour produire la fusion des images, il sera nécessaire de tourner la base du prisme approprié en dedans, afin d'ajouter une force adductrice suffisante aux contractions défaillantes du droit interne.

Tels sont les signes subjectifs et objectifs de la paralysie de la troisième paire. Il va sans dire que cette paralysie peut être incomplète, et qu'on peut rencontrer, par exemple, un seul muscle paralysé, de même que tout à l'heure nous les avons supposés tous complétement paralysés.

Plus la paralysie est complète et plus il faut placer profondément, c'est-à-dire dans la cavité crânienne, sa source d'origine. Par contre, si elle est incomplète, si un ou deux muscles seulement sont pris, vous pouvez en conclure que la cause de la paralysie réside dans la cavité orbitaire, non loin de la fente sphénoïdale, à cet endroit où le nerf sort du crâne pour se diviser en plusieurs rameaux.

Des causes de la paralysie de la troisième paire. — Je n'insisterai pas longuement, en ce moment, sur l'étiologie de la paralysie de la troisième paire, devant la traiter dans un chapitre à part, lorsque j'aurai fini l'histoire de toutes les paralysies oculaires. Je vous dirai cependant que les causes de la paralysie de la troisième paire sont multiples et qu'elles peuvent être classées comme il suit :

On a admis une paralysie dite rhumatismale ou par refroidissement. Un individu en sueur est surpris par un courant d'air froid; le lendemain, il a une paralysie de la troisième paire et ce qui le frappe le plus, c'est qu'il ne peut pas relever la paupière. — Ces cas ont été cités en grand nombre. — On a pensé que, dans ces conditions, le rhumatisme s'attaquait à la gaîne fibreuse du nerf, qui se gonflait et comprimait par ce fait même les tubes nerveux. — C'est là une hypothèse. Ce qui reste constant, c'est le début brusque et la façon rapide avec laquelle disparaît la paralysie sous l'influence d'une médication appropriée.

Une autre cause, la plus commune, de la paralysie de la troisième paire, est la syphilis. — Cette paralysie spécifique peut apparaître, soit pendant la période tertiaire, soit même à l'époque des plaques muqueuses, durant la période secondaire. — Dans ce dernier cas, la paralysie de la troisième paire est un fait grave, parce qu'il révèle la marche très-rapide de l'empoisonnement syphilitique.

D'ailleurs, lorsque vous vous trouvez en présence de la paralysie de la troisième paire, vous devez toujours songer à la syphilis et rechercher si, avec le nerf moteur oculaire commun, il n'y a pas d'autres nerfs pris. Vous devez constater s'il n'existe point, par exemple, une anesthésie d'une moitié de la face ou bien encore une paralysie faciale. Si l'une de ces affections est associée à la paralysie de la troisième paire, on peut affirmer que l'individu est en possession de la vérole.

L'ataxie locomotrice donne lieu aussi très-souvent à la paralysie du moteur oculaire commun, mais à deux périodes différentes de son évolution : à son début, et au moment de sa période terminale. Bien souvent, en effet, la paralysie de la troisième paire est en quelque sorte le symptôme prodromique de l'ataxie. Les signes de l'affection ne sont point encore apparents, et c'est à peine si les troubles du côté de la vessie ou des organes génitaux se sont déjà révélés. Un soupçon de constriction à la base du thorax, — quelques vomissements, des douleurs fulgurantes de temps en temps dans les membres inférieurs, et voilà tout. Mais tous ces symptômes, quoique encore vagues et fugaces, associés à la paralysie de la troisième paire, vous indiquent une ataxie locomotrice à son début, dont vous pouvez affirmer le diagnostic et instituer immédiatement le traitement.

Enfin à une période avancée de la sclérose des cordons postérieurs de la moelle, il peut survenir également une sclérose du nerf de la troisième paire dont la paralysie, différente de celle du début, est alors définitive et permanente.

DIX-SEPTIÈME LEÇON

PARALYSIES OCULAIRES (SUITE).

Paralysies de la quatrième et de la sixième paire. — Causes des paralysies oculaires.

MESSIEURS,

Je viens de vous exposer les symptômes de la paralysie de la troisième paire crânienne, et j'ai insisté avec intention sur la valeur symptomatique de la dilatation de la pupille. La mydriase est considérable, vous ai-je dit, lorsqu'à la paralysie du sphincter irien s'ajoute une excitation du grand sympathique; tandis qu'elle est peu apparente, lorsque le nerf moteur oculaire commun et le grand sympathique sont simultanément atteints de paralysie. Nous allons étudier maintenant les symptômes de la paralysie du grand oblique et du droit externe, le premier animé par le nerf pathétique (quatrième paire), le second par la sixième paire crânienne ou moteur oculaire externe.

PARALYSIE DE LA QUATRIÈME PAIRE.

Le nerf pathétique, comme tous les nerfs moteurs de l'œil,

naît du bulbe, c'est son origine réelle. Son origine apparente, au contraire, est située au sommet de la valvule de Vieussens, au-dessous des tubercules quadrijumeaux. Il est très-grêle, et son trajet est d'une étendue considérable. Il pénètre dans l'orbite par la fente sphénoïdale, en dehors de l'anneau de Zinn, occupe la partie la plus élevée de la cavité orbitaire et vient aboutir tout entier au muscle grand oblique.

La paralysie de ce nerf est relativement peu commune; mais sa rareté, il faut bien l'avouer, dépend en partie de l'ignorance dans laquelle on s'est trouvé longtemps sur les signes qui la caractérisent. Cependant, même après la connaissance exacte et positive des symptômes propres à cette paralysie, on a reconnu qu'elle était rare, puisque jusqu'à présent on n'en a cité qu'un très-petit nombre de cas authentiques.

Je ne reviendrai pas ici sur les symptômes à l'aide desquels on reconnaît la paralysie des nerfs de la quatrième paire. Nous les avons établis dans une leçon précédente, lorsque nous avons étudié les signes de la paralysie de chaque muscle en particulier. Seulement ici, comme dans la paralysie de la sixième paire, il importe de signaler une complication qui rend la paralysie plus difficile à diagnostiquer, et qui consiste dans la rétraction des antagonistes, c'est-à-dire des muscles élévateurs de la pupille.

Comment arriver à diagnostiquer cette rétraction des antagonistes, petit oblique et droit supérieur? Quels sont les signes propres à la rétraction de chacun d'eux?

Lorsque le grand oblique est paralysé, la pupille remonte au-dessus du plan horizontal de l'œil par suite de la prépondérance fonctionnelle des muscles élévateurs. De là, nous le savons, une diplopie verticale en bas.

Or, si à la paralysie du grand oblique vient s'ajouter la rétraction d'un des élévateurs ou des deux élévateurs à la fois, la pupille remonte davantage et la diplopie verticale augmente. C'est qu'en effet à l'élévation [par paralysie du grand oblique s'associe l'élévation par rétraction de ses antagonistes, et cela d'autant plus que la rétraction est elle-même plus prononcée.

Dans la paralysie du muscle grand oblique, sans complication de rétraction des antagonistes, la pupille, lorsque l'œil est dirigé en bas, se porte en dedans, grâce à l'intégrité des droits inférieur et supérieur qui sont des adducteurs, et la diplopie est non-seulement verticale, inférieure, mais de plus homonyme.

Cela étant, supposons qu'à la paralysie du grand oblique s'ajoute une rétraction du petit oblique : celui-ci étant *élévateur* et *abducteur*, la pupille s'élèvera davantage en prenant une position excentrique. Le strabisme au-dessus de l'horizontale devient donc externe.

Tout à l'heure, il y avait diplopie homonyme parce que la pupille était élevée et attirée en dedans ; maintenant il y a diplopie croisée, parce qu'il y a rétraction du petit oblique, d'où transport de la pupille en dehors.

Lorsque, au contraire, la pupille reste élevée et portée en dedans au-dessus de l'horizon, et que la diplopie se montre homonyme aussi bien en bas qu'en haut, vous pouvez affirmer qu'un des muscles élévateurs est rétracturé, et que ce muscle est le droit supérieur, *élévateur et adducteur* à la fois. Qu'il arrive que les images dans le regard en haut soient directement superposées, suivant une même ligne verticale, vous concluez à la rétraction égale des deux élévateurs.

En résumé, si à la paralysie du grand oblique se joint la rétraction de l'oblique inférieur, il y a diplopie verticale homonyme en bas jusqu'à l'horizon et croisée lorsque l'individu regarde en haut. S'il y a, au contraire, rétraction du droit supérieur, la diplopie verticale est homonyme, soit au-dessous, soit au-dessus de l'horizontale, parce qu'il y a strabisme interne persistant dans ces deux positions du regard.

Je dois vous signaler aussi un symptôme important de la paralysie de la quatrième paire. Je vous disais tout à l'heure que, dans le cas de paralysie simple, la fausse image était moins élevée que l'image vraie et de plus homonyme. Or, non-seulement la diplopie est inférieure et homonyme, mais en core elle se complique d'un rapprochement de l'image fautive qui subit un déplacement antéro-postérieur.

Ce phénomène a beaucoup intrigué les physiologistes et les ophthalmologistes. Graefe proposa une explication : le grand oblique une fois paralysé, l'œil perdrait, par ce fait même, une de ses forces de protraction ; les muscles droits, privés d'un de leurs antagonistes, attirent le globe oculaire en arrière ; le centre optique suit le mouvement et devient plus postérieur, ce qui détermine un rapprochement apparent de l'image fautive. Cette explication, admise par de Graefe, fut bientôt abandonnée par lui.

Giraud-Teulon, à son tour, proposa une autre explication. Pour lui, le jugement faux que les sujets atteints de paralysie du grand oblique portent sur la position réelle des objets, n'a rien qui puisse étonner, puisque cette position réelle nous est donnée par le sens musculaire, désormais en défaut. Ainsi normalement, lorsque nous élevons le regard pour fixer certains objets, nous jugeons que ces objets sont situés sur un plan supérieur à d'autres, parce que nous avons contracté notre muscle droit supérieur, et il en est ainsi pour toutes les autres directions du regard. L'abaissement de l'œil peut être considéré comme l'un des mouvements qui coïncide avec le rapprochement des objets. Or, dans le cas particulier de la paralysie du trochléateur, la fausse image est jugée plus basse et aussi plus rapprochée par suite d'une seule et même cause, à savoir la fausse perception de la quantité réelle de mouvement en bas et en dedans qu'exécute l'œil paralytique.

A cette théorie, on peut opposer une objection : c'est que la fausse perception dans le sens antéro-postérieur du champ visuel, n'existe que pour la diplopie verticale, tandis qu'elle n'a pas été notée dans les paralysies des droits internes et externes.

Une troisième théorie, qui me paraît la plus acceptable, a été émise par Foërster ; voici sur quoi elle se fonde : lorsque nous fixons un objet placé devant nous (supposons la page d'un livre), le point visé de l'objet va se peindre sur la macula ; toute la partie de l'objet comprise entre le point visé et nous, va donc faire son image sur l'hémisphère supérieur de la rétine; tout ce qui est au delà se peint au contraire sur l'hémisphère inférieur. Or, par habitude, nous considérons dans le champ visuel, comme étant plus rapproché de nous, l'objet dont l'image va se peindre au-dessus de la tache jaune: de sorte que, dans la paralysie du grand oblique, l'un des abaisseurs de la pupille, l'image fautive, allant *anormalement* se peindre au-dessus de la macula, nous paraîtra, par ce fait même, plus rapprochée de nous que l'image correcte.

Si cette explication est la vraie, lorsque nous sommes en présence d'une paralysie d'un muscle élévateur de la pupille, droit supérieur ou petit oblique, le phénomène inverse doit se produire, c'est-à-dire que l'image du côté malade doit sembler au sujet plus éloignée que celle du côté sain. Ce fait existe réellement, ainsi que j'ai pu m'en convaincre; seulement, lorsque l'image fautive la plus élevée, au lieu d'être contre le mur d'en face, arrive à tomber sur le plafond, elle nous semblera plus rapprochée et non plus éloignée, ce qui s'explique par l'habitude qui nous fait juger la partie de cette surface horizontale placée immédiatement au-dessus de nous, comme étant plus rapprochée que la partie attenante au mur.

PARALYSIE DU DROIT EXTERNE (SIXIÈME PAIRE).

La paralysie du droit externe nous présente des signes bien précis. La pupille est déviée en adduction, et comme il en résulte un strabisme interne, la diplopie est homonyme. — Cette diplopie occupe la moitié correspondante du champ visuel et s'arrête à la ligne médiane; mais souvent à la déviation qui résulte de la paralysie du droit externe s'ajoute une déviation par rétraction de l'antagoniste, le droit interne; la diplopie franchit alors la ligne médiane et envahit la moitié adjacente du champ visuel. Dans ce cas, d'ailleurs, les deux pupilles sont exactement sur le même plan, parce que les muscles droits, interne et externe, n'agissent que sur le méridien horizontal de l'œil, et jamais sur le méridien vertical.

Il suit de là que si les pupilles venaient à présenter une différence de hauteur, si la pupille de l'œil paralytique présentait une inclinaison quelconque, vous pourriez immédiatement en induire que d'autres muscles, abaisseurs ou élévateurs, sont paralysés, et que leurs antagonistes ont affirmé leur prépondérance fonctionnelle. N'oublions pas, toutefois, que l'adduction de la pupille s'accompagne naturellement d'un petit degré d'élévation au-dessus du plan horizontal, sans qu'il soit nécessaire d'invoquer pour cela une paresse de l'un des muscles abaisseurs.

La paralysie de la sixième paire n'est pas d'ailleurs très-commune, quoiqu'elle tienne le second rang au point de vue de la fréquence : la paralysie de la troisième paire, vous le savez, est de beaucoup la plus commune ; celle de la quatrième paire est, au contraire, la plus rare. En outre, la paralysie de la sixième paire est beaucoup plus souvent d'origine périphérique que celle du moteur oculaire commun. Elle s'associe très-rarement à d'autres affections nerveuses symptomatiques, tels que les accidents cérébraux, la névralgie de la cinquième paire, la paralysie faciale. — Très-souvent, en effet, son début est brusque ; les individus qu'elle affecte se réveillent un matin avec la paralysie de la sixième paire.

J'ajouterai qu'il n'existe pas de paralysie oculaire où la rétraction de l'antagoniste (ici le droit interne) soit aussi fréquente et aussi complète. Et cela, à cause de la prédominance physiologique du droit interne, le plus puissant de tous les muscles de l'œil, en même temps qu'il est le muscle de l'adduction et de la vision par excellence.

Aussi à la suite de la paralysie de la sixième paire, la rétraction de l'antagoniste est-elle considérable, très-prompte, très-complète, et j'ajouterai, très-persistante. La paralysie une fois guérie, il peut se manifester un strabisme interne, concomitant, très-prononcé, causé par la paralysie et qui nécessitera la ténotomie.

CAUSES DES PARALYSIES OCULAIRES

Maintenant que nous avons étudié les manifestations symptomatiques de la paralysie de la troisième, de la quatrième et de la sixième paire des nerfs crâniens, je vais, d'une façon générale, vous parler des causes et du traitement des paralysies oculaires.

Les causes de ces paralysies diffèrent par leurs effets et par le siége de la lésion qui les constitue.

Au point de vue de la nature, vous savez qu'on a admis, et avec quelque raison d'ailleurs, les paralysies dites rhumatismales. On a même dit, en se lançant dans des hypothèses fort capricieuses, que le rhumatisme, s'adressant par habitude au tissu fibreux, s'attaquait alors au névrilème qui se gonflait et comprimait les tubes nerveux.

Or, il faut que vous reteniez que cette anatomie pathologique est purement imaginaire, non pas que je veuille nier le moins du monde l'influence du froid humide sur la production des paralysies en général et de celles de l'œil en particulier. Le chaud et froid est certainement une cause très-effective, confirmée d'ailleurs par la rapidité avec laquelle les paralysies qu'elle produit disparaissent sous l'influence d'un traitement approprié; un simple vésicatoire, quelques frictions avec la pommade de Gondret, l'électricité, suffiront pour la guérir. Mais on a eu le tort, je crois, et depuis longtemps, de ranger dans la classe des paralysies rhumatismales toutes celles dont la cause avait échappé, et dont l'étiologie est aujourd'hui parfaitement établie.

Six fois sur dix, en effet, les paralysies oculaires reconnaissent pour cause la syphilis, à sa période tertiaire ou à l'époque des plaques muqueuses. Comment donc agit la syphilis pour produire la paralysie? Son action est différente suivant le cas. — Tantôt *elle s'adresse aux centres nerveux; d'autres fois, au contraire, elle s'attaque au nerf lui-même.*

A sa période tertiaire, la syphilis devient cause effective de paralysie par la production de gommes ou d'exostoses qui occupent la base de l'encéphale ou la base du crâne, et qu'on peut d'ailleurs rencontrer aussi dans la cavité orbitaire elle-même. C'est la paralysie spécifique, connue depuis très-longtemps déjà. Mais ce n'est que dans ces derniers temps qu'on a signalé les lésions des nerfs dans la syphilis, lésions qui résident dans une espèce d'hyperplasie du tissu connectif du nerf lui-même, véritable névrite interstitielle et spécifique qu'on a pu constater à l'autopsie.

Dans un cas bien observé et qui appartient à Esmarck et Gesson, les deux oculo-moteurs étaient noueux à leur sortie du crâne et avaient triplé de volume.

Virchow a cité un autre cas où les deux oculo-moteurs étaient également très-altérés et offraient une névrite interstitielle manifeste.

Enfin, Dixon a publié un cas, plus intéressant encore, et dans lequel il a trouvé sur le trajet du moteur oculaire commun et du moteur oculaire externe de petites masses rougeâtres qu'on a considérées comme de véritables gommes.

En résumé, la syphilis peut être la cause des paralysies oculaires de deux façons : A sa période tertiaire, grâce aux exostoses et aux gommes, elle peut donner lieu à la compression, soit des centres nerveux, soit du nerf lui-même. D'autres fois encore elle s'attaque immédiatement aux nerfs moteurs de l'œil et s'y révèle par la production de petites tumeurs noueuses, rougeâtres, qu'on a considérées comme des gommes, ou bien par une névrite interstitielle diffuse.

Une autre affection qui donne lieu aux paralysies oculaires est l'ataxie locomotrice progressive. Très-souvent le premier symptôme de l'ataxie est une paralysie oculaire. Si le sujet n'est pas syphilitique, songez à l'ataxie. Et vous avez du mérite à faire un diagnostic semblable lorsque les autres symptômes de l'affection font absolument défaut. C'est à peine si quelques autres signes du début se sont timidement révélés, tels que de petites douleurs fulgurantes, en ceinture ou dans les membres inférieurs, l'affaiblissement des fonctions génitales et la rétention d'urine plus ou moins complète.

Après la syphilis, je vous le répète, l'ataxie est la cause la plus commune des paralysies des muscles de l'œil. Seulement elle donne lieu à deux variétés de paralysie : celle du début de la maladie qui en constitue le véritable prodrome, et qu'on a considérée comme congestive, parce qu'elle est essentiellement éphémère ; l'individu qui va devenir ataxique voit double pendant quelque temps, puis la diplopie disparaît sans aucun traitement.

Mais lorsque l'ataxie est établie, elle peut se compliquer, à sa période terminale, d'une paralysie oculaire qui témoigne de la marche envahissante de la maladie. — La paralysie oculaire, dans ce cas, est due à une véritable sclérose d'un des nerfs moteurs de l'œil, compliquant tardivement la sclérose des cordons postérieurs.

DIX-HUITIÈME LEÇON

PARALYSIES OCULAIRES (SUITE).

Terminaisons des paralysies oculaires. — Leur traitement médical et chirurgical.

MESSIEURS,

Les paralysies oculaires peuvent affecter plusieurs modes de terminaision ; dans certains cas, le muscle paralysé reprend progressivement sa force de contraction et au bout d'un temps variable la diplopie disparaît. — La vision binoculaire est rétablie.

A sa période terminale, la paralysie ne se manifeste plus que par une diplopie confinée vers l'une des extrémités du champ visuel correspondant.

Dans le cas de paralysie du droit externe, par exemple, il existe une déviation de l'œil en dedans et une diplopie homonyme. Mais à mesure que le muscle paralytique reprend ses forces premières, la diplopie abandonne le champ visuel homonyme ; elle s'éloigne de la ligne médiane et, à un moment donné, elle n'existe que dans l'extrême limite temporale du champ visuel. La guérison est sur le point de s'effectuer et il suffit au malade d'une petite inclinaison de la tête pour faire disparaître cette dernière manifestation de l'insuffisance musculaire.

Les paralysies oculaires peuvent avoir un second mode de terminaison : le muscle paralytique reprend toutes ses forces, mais son antagoniste rétracturé a conservé sa prépondérance fonctionnelle et maintient la déviation strabique.

Il suit de là que le strabisme paralytique peut se transformer en un strabisme dynamique consécutif. Prenons encore pour exemple la paralysie du droit externe, qui s'accompagne presque toujours d'une rétraction considérable de son antagoniste, le droit interne. Lorsque le droit externe aura repris ses fonctions abductrices, le droit interne rétracturé maintiendra quand même l'œil en adduction plus ou moins prononcée. Il en résultera un léger strabisme en dedans ; la vision de près sera simple et normale ; mais lorsque l'individu voudra regarder à l'horizon, lorsqu'il aura le regard vague, le strabisme interne se révèlera par une diplopie homonyme avec écartement plus ou moins considérable des images. Le sujet affecté se trouvera alors dans la condition d'un hypermétrope dont le muscle droit externe serait insuffisant. En un mot, il y aura strabisme concomitant périodique.

Il peut arriver encore que la rétraction de l'antagoniste soit portée à son extrême limite, et alors l'individu se trouve en possession d'un strabisme concomitant permanent, s'accompagnant d'une diplopie croisée ou homonyme selon la déviation.

Le strabisme permanent peut occuper d'ailleurs soit l'œil paralytique soit l'œil sain.

Lorsque la paralysie du droit externe de l'œil gauche, par exemple, est en voie de guérison, l'œil paralytique ayant une acuité visuelle supérieure à celle de l'œil droit, le malade cherche à s'en servir pour satisfaire à la vision.—Il surmène donc le droit externe gauche parétique et l'oblige à redresser l'œil, mais en dépensant un surcroît d'influx nerveux considérable. Le droit interne, droit congénère du droit externe gauche parétique, se contracte alors vigoureusement et, ces contractions anormales se répétant souvent, il en résultera un strabisme du côté sain. A un instant donné, le strabisme paralytique du côté gauche en voie de guérison se complique donc d'un strabisme interne dynamique du côté droit désormais permanent.

Par contre, si l'œil paralytique possède une acuité visuelle égale ou inférieure à celle de l'œil sain, le strabisme consécutif affectera l'œil primitivement paralysé, et ce cas est la règle.

Un dernier mode de terminaison de la paralysie réside dans la permanence indéfinie de celle-ci, ce qui indique une altération grave ou même irrémédiable des éléments nerveux. Toutefois la persistance de la déviation de l'œil peut dépendre de deux causes, de la paralysie ou de la prédominance de l'antagoniste, et ces deux cas méritent, on le conçoit, d'être soigneusement distingués l'un de l'autre.

On reconnaîtra aisément la rétraction de l'antagoniste par ce fait caractéristique que la diplopie tend à augmenter, qu'elle s'étend en largeur ou en hauteur sans que le degré de la paralysie soit plus considérable, ou même alors que celle-ci diminue, ce dont on s'assure en interrogeant la mobilité absolue de l'œil après occlusion de son congénère.

Vous devez retenir d'ailleurs que les paralysies d'origine cérébrale s'accompagnent souvent de rétraction de l'antagoniste, tandis que celles de cause périphérique l'occasionnent moins souvent. J'ajouterai toutefois, que dans le cas particulier d'une paralysie du droit externe, la rétraction de l'antagoniste est la règle, grâce à la prédominance fonctionnelle de celui-ci; de sorte que cette rétraction ne vous permet point d'affirmer, à défaut d'autres signes, que la cause de la paralysie soit d'origine véritablement cérébrale. La rétraction des antagonistes peut d'ailleurs manquer, auquel cas on n'a pas à s'en occuper.

La diplopie paralytique arrivée à un certain degré reste pour quelque temps stationnaire, et c'est à partir de ce moment qu'elle devient en quelque sorte le baromètre de la marche de la paralysie.

La diplopie reste-t-elle stationnaire ? La rétraction de l'antagoniste faisant défaut, elle indique que la paralysie persiste aussi complète qu'auparavant. Diminue-t-elle ? La paralysie est en voie de guérison. Enfin augmente-t-elle et les images s'écartent-elles d'une façon considérable ? On constate que la diplopie a suivi la progression de la paralysie.

TRAITEMENT DES PARALYSIES OCULAIRES.

Le traitement des paralysies oculaires peut être médical ou chirurgical.

Le traitement médical s'adresse à la cause même de la paralysie. C'est ainsi qu'on doit instituer une médication antiphlogistique pour combattre une paralysie d'origine rhumatismale, et une médication spécifique, si la paralysie reconnaît pour cause la syphilis. Dans ce dernier cas, la paralysie des muscles de l'œil peut survenir, comme nous l'avons dit, au moment de l'apparition des plaques muqueuses et de la roséole, ou bien, à une époque plus éloignée, avec les accidents tertiaires.

Si la paralysie apparaît à la seconde période de la syphilis, on doit, pour la combattre avec avantage, faire usage des préparations mercurielles, tandis que si elle est une complication tardive, il importe d'employer contre elle la médication iodurée, l'expérience ayant surabondamment démontré que plus la syphilis est ancienne plus la médication iodurée est efficace.

Au surplus, vous pouvez avantageusement instituer pour le malade un traitement mixte : des frictions mercurielles sur les membres et de l'iodure de potassium à l'intérieur. Il faut ajouter à ce mode de traitement un régime reconstituant et tonique : du sirop d'iodure de fer avant chaque repas ou bien de l'huile de foie de morue, ou bien encore du vin de quinquina. En un mot, il faut ici, comme ailleurs, suivre les indications particulières que commande l'état constitutionnel des malades, sans quoi on s'expose à échouer.

Il va sans dire que le sujet en traitement devra avoir une bonne nourriture et qu'il devra faire usage en temps opportun de bains de vapeur, la méthode sudorifique ayant pour résultat de prévenir la stomatite mercurielle et les accidents gastro-intestinaux.

Quant aux doses à employer, il faut qu'elles soient élevées. Il importe d'arriver rapidement à faire prendre au malade 3, 4 grammes par jour d'iodure de potassium. Pendant mon séjour à l'hôpital de Lourcine et à celui du Midi, je me suis convaincu de toute l'efficacité de cette méthode.

La paralysie des muscles de l'œil peut être aussi une

complication primitive ou secondaire de l'ataxie locomotrice progressive. On emploie dans ce cas les préparations de nitrate d'argent et la médication iodurée, dont l'efficacité est alors assez douteuse.

La thérapeutique générale échoue dans bon nombre de cas de paralysies et il faut recourir à une série de moyens locaux. Il faut faire frictionner le pourtour de l'orbite avec de la pommade de Gondret ou à la vératrine; employer des révulsifs, tels que vésicatoires, teinture d'iode, cautères, sétons, etc. Enfin on peut utiliser avantageusement l'électricité sous forme de courants continus et peu intenses, l'un des rhéophores appliqué directement sur l'œil malade, ou mieux encore au pourtour de l'orbite, et l'autre à l'occiput.

Il faut savoir cependant que la méthode des courants appliqués directement sur l'œil a été suivie, dans quelques cas, de phlegmon avec fonte purulente de l'œil. — Duchenne (de Boulogne) en cite une observation qui lui est personnelle, et où la rapidité de la complication fut telle qu'il rejeta à jamais de sa pratique l'usage des courants faradiques appliqués sur l'œil.

C'est pour éviter ce danger et pour utiliser en même temps les avantages des courants électriques continus, que Bénédict (de Vienne) eut l'idée ingénieuse d'agir indirectement sur les muscles de l'œil paralytique, en excitant les branches nerveuses du trijumeau, l'excitation devant par action réflexe retentir sur les différents groupes musculaires de l'œil. Du reste il est aujourd'hui reconnu qu'en modérant suffisamment la force des courants continus, on peut les appliquer sans danger sur l'œil lui-même.

DU TRAITEMENT CHIRURGICAL.

Avant d'exposer le traitement chirurgical proprement dit des paralysies oculaires, plusieurs questions sont à résoudre.

Supposons d'abord le cas d'une paralysie récente qui est en voie d'amélioration. Dans ces conditions, le traitement chirurgical n'est pas indiqué ; mais il est nécessaire d'éviter principalement la diplopie et le vertige binoculaire qui en résulte, et si l'œil sain est fermé, le vertige monoculaire. Dans les deux cas, il faut donc pratiquer l'occlusion d'un des yeux; mais alors lequel des deux choisirez-vous?

Certains oculistes ont conseillé de fermer le bon œil et de laisser l'œil paralytique à lui-même afin de lui faire exécuter une sorte de gymnastique oculaire. — Cette méthode est mauvaise, et je n'y insiste pas, puisque loin d'éviter le vertige monoculaire, elle lui fournit au contraire l'occasion de se produire.

Mais il y a plus. Prenons pour exemple une paralysie du droit externe gauche en voie de guérison. Vous savez que le strabisme paralytique en s'améliorant donne lieu parfois à un strabisme actif de l'œil sain, surtout si ce dernier est en possession d'une asthénopie musculaire; or on évitera encore cette complication en fermant le mauvais œil et en laissant l'œil droit suffire à la vision. C'est donc rendre au malade un double service que de lui couvrir l'œil malade. — En procédant autrement on le met dans l'impossibilité de vaquer à ses affaires. Croit-il poser le pied devant lui? il le projette en dehors ou en dedans, suivant qu'il s'agit du muscle abducteur ou adducteur. Veut-il éviter une voiture? il se précipite sur elle ; et tout cela parce que le sens musculaire normal n'existe plus ; le sensorium est mis en défaut par le surcroît d'influx nerveux que dépense le muscle parétique. — Le malade est constamment dans l'illusion. — L'occlusion de son mauvais œil lui permet, au contraire, d'éviter à la fois le vertige binoculaire et le vertige monoculaire.

Les prismes ont aussi été employés pour corriger la diplopie, mais ils constituent un moyen plutôt palliatif que curatif. — Ils ne sont utiles, en effet, que dans le cas où il faut combattre une légère diplopie. Si cette dernière est considérable, les prismes nécessaires pour produire la fusion des deux images doivent être d'une puissance déviatrice considérable, et dans ce cas ils donnent lieu à une irisation des images presque aussi gênante que la diplopie, sans compter qu'ils sont très-lourds à porter. Il est préférable alors d'employer des prismes d'une force moyenne, d'en mettre un devant l'œil paralytique et un autre devant l'œil sain, de manière à faire marcher les deux images à la rencontre l'une de l'autre et de les faire fusionner tout en évitant le phénomène de l'irisation.

Les prismes ont encore d'autres inconvénients : un même prisme, en effet, ne permet pas de neutraliser une fois pour toutes la diplopie. L'écartement des images variant avec les différentes distances, il faut, pour le corriger, un prisme approprié à chacune d'elles ; c'est ainsi qu'un prisme pour la lecture ne pourra pas toujours servir pour la vision à l'horizon. Il y a à cet égard de grandes différences. Tantôt la fusion des deux images s'obtient avec la plus grande facilité pour toutes les positions du regard à l'aide d'un seul et même prisme. D'autres fois, cette faculté se trouve très-réduite, bien qu'on ait affaire à de minimes écartements des images. Nous savons déjà combien la diplopie dans le sens horizontal se prête mieux à l'action fusionnante des prismes que celle qui se montre verticalement. Ajoutons que toutes choses étant égales, les paralysies de cause centrale s'y prêtent infiniment moins que celles de cause périphérique.

On a recours, dans les cas difficiles, à des prismes flanqués sur l'une de leurs faces d'une surface cylindrique concave ; mais ces verres cylindro-prismatiques offrent des inconvénients optiques qui les ont empêchés d'entrer dans la pratique.

Lorsque la paralysie est légère et en voie d'amélioration, les prismes ont été employés comme moyen orthophthalmique, auquel cas ils constituent un véritable moyen curatif. C'est ainsi qu'on peut les utiliser pour combattre une paralysie réduite à l'état de simple asthénopie musculaire. Dans cette circonstance, il faut toujours choisir un prisme dont la puissance soit inférieure à l'asthénopie, afin de laisser une certaine latitude au muscle paralytique. Ainsi si la paralysie est égale à 5°, vous prenez un prisme dont la force réfringente est de 4°. — Pour voir binoculairement, l'individu affecté sera obligé de contracter son muscle parétique afin de suppléer à l'insuffisance du prisme et faire fusionner les images. Le muscle, reprenant insensiblement des forces, s'habitue à se contracter chaque jour davantage. Plus la paralysie s'améliore, plus il faut diminuer la force du prisme ; et, ce jeu se répétant, il arrive un moment où le muscle parétique a repris ses forces premières et où l'individu est amené à voir binoculairement sans le secours des prismes.

Quoi qu'il en soit, la méthode de traitement curatif des paralysies oculaires par les prismes n'est véritablement utile que dans le cas où la paralysie est légère. Elle est fort peu employée d'ailleurs, car elle est longue et incertaine. — D'autre part, les contractions incessantes d'un muscle parétique sollicitent les contractions synergiques et anormalement puissantes du muscle congénère du côté opposé ; d'où strabisme concomitant de l'œil sain, qu'il est bon d'éviter. En somme, les prismes constituent un moyen palliatif bien plus qu'un moyen orthophthalmique efficace.

La direction à donner aux prismes varie, vous le savez, suivant les cas. Si c'est le droit externe qui est paralysé, la base doit être placée en dehors. Si c'est le droit interne, il faut la tourner en dedans. De même dans la paralysie des élévateurs, la base regardera en haut ; tandis qu'elle sera dirigée en bas lorsqu'il s'agira des muscles de l'abaissement. En un mot, la base du prisme devra être toujours tournée dans le sens d'action du muscle paralysé.

J'ajouterai en terminant que si à une diplopie horizontale se joint une diplopie verticale, vous devez, avant tout, combattre cette dernière ; car il n'y a rien de plus gênant et de plus difficile à corriger que l'inégalité de hauteur des images. La diplopie verticale étant neutralisée, une déviation de la tête du côté malade peut faire disparaître au besoin la diplopie horizontale, alors même que celle-ci serait très prononcée.

DIX-NEUVIÈME LEÇON

PARALYSIES OCULAIRES (SUITE).

Du traitement chirurgical des paralysies oculaires.

MESSIEURS,

Nous venons d'insister longuement sur l'emploi des prismes pour corriger la diplopie et activer la tendance à la vision simple. Ils constituent, avons-nous dit, un moyen palliatif et progressivement curatif de l'insuffisance musculaire. Mais c'est un moyen long, incertain, parfois très-infidèle, et qui ne donne de bons résultats que si l'antagoniste du muscle déviateur n'est que parétique et en voie de reprendre ses forces premières. Dans les cas où la paralysie est plus prononcée, il faut, pour remédier à la diplopie qui l'accompagne, pratiquer l'opération autrefois réservée au strabisme; je veux parler de la *ténotomie*.

Cette opération ne présente, toutefois, des avantages marqués que lorsqu'elle s'adresse à des cas de paralysie relativement légère, et surtout lorsque la paralysie a des tendances à s'améliorer et à marcher vers la guérison. Celle-ci étant retardée par la rétraction du muscle déviateur, si vous en sectionnez le tendon, vous venez en aide au muscle parétique ou insuffisant, et vous faites disparaître les derniers vestiges de la paralysie.

Les conditions cependant ne sont pas les mêmes après cette section que dans le cas de strabisme. Ici, le muscle étant parétique, l'œil ne se redresse pas spontanément ; aussi faut-il y ajouter une traction convenable et fixer l'œil dans la position voulue pendant tout le temps nécessaire à l'implantation du tendon coupé dans une nouvelle position. Pour cela, on traverse le tendon d'un fil de soie très-fin, tout près de son insertion à la sclérotique. Une fois le tendon coupé, le fil sert à attirer l'œil dans une direction opposée à la déviation strabique. La manière de fixer le fil mérite quelques détails : chacun sait qu'il ne faut point se fier aux bandelettes agglutinatives, aussi de Graefe conseille une grande surveillance. Le collodion est exposé à s'écailler, ou peut même céder aux tractions du fil. Ce qui m'a toujours réussi, c'est une mince couche de coton imbibée de collodion.

Il faut avoir soin que le fil ne touche pas la cornée et qu'il ne presse pas douloureusement sur le bord ciliaire des paupières. Le dos du nez en dedans, ou un rouleau de diachylon pour le côté externe, serviront de poulie de renvoi au fil et empêcheront celui-ci de provoquer des complications, pour le moins, inutiles. Une fois que tous ces soins ont été pris, on n'a plus qu'à fermer l'œil et à y appliquer un petit bandage compressif approprié. Ce qu'il faut surtout retenir comme une règle pratique, c'est que le fil de soie doit rester en place au moins quarante-huit heures, temps strictement nécessaire pour que l'œil opéré ne revienne plus dans la première position vicieuse.

Les déviations paralytiques de l'œil étant variables et

plus ou moins accusées, il s'ensuit que les règles à suivre pour faire la ténotomie se modifient suivant les cas.

Parlons d'abord des muscles droits horizontaux.

En général, on ne sectionne qu'un seul tendon, celui du muscle antagoniste, lorsque la déviation ne dépasse pas une ligne et demie. De Graefe conseille même de n'en faire la section qu'incomplétement, ou, ce à quoi il donne la préférence, d'appliquer la suture conjonctivale, après section complète du tendon.

Mais si la déviation est supérieure à une ligne et demie, une double opération est alors nécessaire ; il faut, d'une part, faire la ténotomie du muscle déviateur, afin de ramener l'œil dans sa position normale ou à peu près ; et, d'autre part, pratiquer l'avancement du tendon du muscle paralysé, de façon à permettre à l'œil opéré de se maintenir définitivement redressé.

En somme, ces deux opérations ont pour but de corriger la déviation paralytique de l'œil en allongeant le muscle déviateur par recul du tendon, et en raccourcissant le muscle paralysé ou parétique par avancement de son tendon.

Lorsque la déviation est considérable et qu'elle dépasse trois ou quatre lignes, cette double opération est non-seulement nécessaire, mais de plus, selon de Graefe, il importe que la ténotomie du muscle déviateur soit complète.

Si nous résumons les règles qui précèdent, nous dirons : Il faut, pour corriger une déviation paralytique d'une ligne et demie au plus, pratiquer la ténotomie incomplète du muscle déviateur, ou, ce qui revient au même, restreindre plus ou moins suivant les cas, par la suture conjonctivale, le résultat de la section totale du tendon. — Pour combattre une déviation de deux lignes et demie au maximum, il est nécessaire d'exécuter une double ténotomie, l'une ayant pour but le recul du tendon du muscle prépondérant, et l'autre, l'avancement du tendon du muscle paralysé. — Enfin, pour une déviation atteignant trois lignes et demie ou quatre lignes, cette double opération est d'une nécessité absolue, et de plus, il importe que la ténotomie du muscle déviateur soit aussi complète que possible.

Ces règles opératoires, posées par de Graefe, peuvent cependant n'être pas suivies à la lettre.

Il y a quelques jours, en opérant une femme atteinte d'une paralysie du droit externe avec déviation en dedans de trois lignes, au lieu de chercher à avancer le tendon de ce muscle, je me contentai, une fois le tendon du droit interne sectionné, de pratiquer du côté externe la suture conjonctivale de Critchett.

J'avoue que je n'ai qu'une confiance limitée dans l'opération de l'avancement du tendon; à vrai dire, elle me paraît agir bien plus à titre de plaie sous-conjonctivale, y développant un tissu cicatriciel capable en se rétractant de maintenir l'œil dans la position voulue, que comme une nouvelle greffe du tendon sur l'œil.

Il est des cas de paralysie où la déviation est très-accusée et très-ancienne, et qui n'est susceptible d'aucune amélioration, ni avec le temps, ni avec la médication la plus appropriée.

Dans ces conditions, l'opération que je viens de vous décrire n'a plus sa raison d'être; le droit externe est à jamais paralysé, et si vous vous décidiez à pratiquer la ténotomie, vous pourriez corriger la difformité de la déviation peut-être, mais vous seriez impuissant à rétablir la vision binoculaire.

L'œil droit étant pris pour exemple, et en supposant que la paralysie affecte le muscle droit externe, vous constatez que cet œil est fortement dévié en adduction. La déviation est à son maximum. Tout le champ visuel homonyme est envahi par la diplopie, et ce n'est que lorsque le malade regarde fortement à gauche que la vue simple et binoculaire persiste ; mais qu'il regarde en face ou du côté de l'œil dévié, il voit double. Vous comprenez donc qu'en pratiquant la ténotomie du muscle déviateur (le droit interne droit), vous n'aurez aucune correction de la diplopie; ce n'est qu'en vous adressant à l'œil sain que vous pourrez obtenir quelque succès.

Pour cela, vous commencez par sectionner le muscle droit interne de l'œil gauche, en vue d'augmenter et de faire ainsi concorder le pouvoir abducteur de cet œil avec l'adduction exagérée de l'œil droit.

Cette section offre toutefois un inconvénient, et lorsque par le rapprochement de l'objet les deux lignes visuelles seront sollicitées à entrer en convergence mutuelle, l'œil gauche restera en abduction relative, et il en résultera une diplopie croisée qu'on ne pourra éviter qu'en sectionnant en même temps le muscle droit interne droit.

Cela fait, il reste encore à combattre la prépondérance fonctionnelle du droit externe gauche par une dernière section intéressant le tendon de ce muscle.

En un mot, pour corriger une paralysie persistante de l'un des droits horizontaux, il faut sectionner les trois autres, et c'est la conclusion à laquelle est arrivé de Graefe.

Alors les deux cornées seront situées à peu près au milieu

de la fente palpébrale : la vision binoculaire pourra être rétablie pour la vue de face, mais les mouvements excursifs du regard seront nuls ou excessivement restreints.

L'individu opéré aura donc le regard vague : il ne pourra fixer à droite et à gauche qu'en déplaçant la tête tout entière ; de sorte que cette ténotomie de trois muscles pour un seul qui est paralysé n'offre, en somme, qu'un succès relatif.

D'ailleurs Graefe n'avait créé cette méthode radicale que pour les paralysies d'origine centrale et qui ne laissent au malade aucune possibilité de fusionner les images même à l'aide des prismes.

Un cas plus compliqué peut encore se présenter : la paralysie peut atteindre, en même temps que l'un des droits internes ou externes, un muscle de l'élévation ou de l'abaissement. Dans ces conditions, il faut avant tout corriger la diplopie verticale. Et pour y arriver il ne faut jamais songer à pratiquer la ténotomie de l'antagoniste. Ainsi, en supposant le droit supérieur paralysé il ne faut pas songer à corriger la diplopie verticale, qui en est la conséquence, en sectionnant le tendon du droit inférieur correspondant.

Admettons, pour rendre le cas plus frappant, que l'œil droit soit plus élevé que l'œil gauche par suite d'une paralysie du droit inférieur droit. Deux opérations, dont les résultats sont différents, peuvent être tentées pour corriger ce défaut d'harmonie dans la situation des yeux.

On pourrait sectionner le droit supérieur déviateur pour le rendre insuffisant et fortifier ainsi le droit inférieur correspondant paralysé. — Mais il est préférable de pratiquer la ténotomie du droit inférieur du côté sain. Le résultat immédiat de cette opération sera de placer l'œil gauche dans les mêmes conditions que l'œil droit. Le droit supérieur gauche, désormais prépondérant, relève l'œil sain au même niveau que l'œil paralytique : la diplopie verticale est corrigée. On paralyse donc artificiellement l'œil sain dans le même sens que l'œil malade ; et au lieu d'une diplopie verticale incessante, la plus gênante de toutes, on a substitué une diminution de l'arc excursif des deux yeux en bas : auquel cas il suffit d'une légère inclinaison de la tête en bas pour corriger l'insuffisance musculaire qui en résulte.

Mais pourquoi développer artificiellement sur l'œil sain la même paralysie qui existe sur l'œil dévié?

Cette opération est indiquée, parce que l'expérience a démontré surabondamment que l'insuffisance, développée par une ténotomie sur un des muscles de l'abaissement ou de l'élévation, est toujours supérieure au degré de la correction obtenue. En un mot, un même degré de ténotomie développera plus d'insuffisance dans le muscle droit supérieur, par exemple, que dans le muscle droit interne, toutes choses égales d'ailleurs.

Dans le cas qui nous occupe, si nous avions sectionné le muscle droit supérieur déviateur et si nous avions reculé son tendon de 3 millimètres, par exemple, l'insuffisance consécutive de ce muscle aurait été considérable. Cette ténotomie aurait, sans nul doute, corrigé la difformité de la déviation de l'œil droit, mais à chaque fois que l'individu aurait voulu regarder en haut, la diplopie verticale se serait manifestée : elle résulterait de l'insuffisance du muscle droit supérieur coupé, et de l'action toujours égale et désormais prépondérante du droit supérieur du côté sain.

En vous adressant à l'œil sain, et en pratiquant, dans le cas particulier, la ténotomie du droit inférieur gauche, vous évitez cette insuffisance musculaire qui ajoute à une diplopie une autre diplopie non moins gênante.

Le droit inférieur gauche une fois sectionné, les deux yeux se placent sur le même plan horizontal. Les deux droits supérieurs sont égaux en force ; les deux droits inférieurs sont à peu près également insuffisants : seule la diminution du champ visuel inférieur, commune aux deux yeux, subsiste. Toutefois, comme nous allons le dire en parlant des obliques, cette règle opératoire comporte des restrictions, lorsque à la paralysie de l'un des muscles élévateurs ou abaisseurs s'ajoute la rétraction de l'antagoniste.

Je suppose maintenant que la diplopie verticale soit la conséquence de la paralysie d'un des muscles obliques, que ferez-vous alors ? Et d'abord pratiquerez-vous la section de l'oblique antagoniste ? Non, parce que plusieurs raisons d'ordre différent s'y opposent. Ce serait, en premier lieu, une opération dangereuse, car les obliques sont profondément situés dans l'orbite et même au niveau de la poulie du grand oblique, où la section est praticable, on est en plein tissu cellulaire de l'orbite. Une opération dans ces conditions pourrait être suivie d'une série de complications très-dangereuses. C'est pourquoi dans le cas de paralysie d'un des obliques, les oculistes français et allemands, au lieu de s'attaquer à ces muscles, s'adressent aux droits verticaux qui leur sont associés. En agissant de la sorte, non-seulement on arrive à corriger la différence de niveau des images, mais jusqu'à un certain point les déviations de latéralité. En effet, les muscles obliques sont abducteurs et leur paralysie entraîne nécessairement une adduction vicieuse de l'œil et une diplopie homonyme. Le droit supérieur et le droit inférieur sont adducteurs, et dans le cas de paralysie des obliques leur force adductrice dynamique prépondérante s'ajoute à l'adduction résultant de la paralysie.

En sectionnant donc l'un ou l'autre des élévateurs adducteurs, vous aurez diminué en même temps l'adduction vicieuse qu'entraîne la paralysie des obliques. Sans doute, les mouvements d'abaissement ou d'élévation de l'œil seront modifiés ou diminués puisqu'il n'existera plus qu'un seul muscle pour exécuter chacun de ces mouvements, mais vous aurez diminué l'adduction vicieuse de l'œil en même temps que vous aurez corrigé, dans la mesure du possible, la diplopie verticale. En un mot, dans la paralysie des obliques, on peut faire abstraction de ces muscles et s'adresser directement aux muscles droits supérieur ou inférieur.

Cela étant posé, faut-il s'adresser à l'œil malade ou bien a l'œil sain ?

Le cas est variable suivant qu'il y a ou qu'il n'y a pas de rétraction des antagonistes.

Supposons une paralysie du trochléateur gauche exempt de rétraction de la paire des muscles antagonistes, droit supérieur et petit oblique du même côté. Sans doute, en coupant le droit supérieur gauche on combat le strabisme vertical supérieur, mais l'insuffisance musculaire qui le remplace dans le regard en haut, jointe à l'insuffisance inférieure par paralysie, n'améliore pas, il s'en faut, l'état de cet œil. L'adduction et partant l'écartement latéral des images homonymes se trouveraient, il est vrai, diminués; mais en revanche leur inclinaison respective ne ferait qu'augmenter par suite de la forte inclinaison en dehors du méridien vertical.

Que si, par contre, on vient à sectionner le droit inférieur de l'œil sain, on fait disparaître l'inégalité de niveau, créée par la paralysie du trochléateur gauche, tout en évitant l'insuffisance des muscles de l'élévation. Ajoutons qu'alors l'œil droit se portant dans une légère abduction avec rotation de son méridien vertical en dedans, il en résulte un écartement latéral moindre des images en même temps que leur inclinaison réciproque diminue. Le raisonnement qui précède s'applique, quoique en sens inverse, à la paralysie du petit oblique, pour laquelle il faut s'adresser au muscle droit supérieur de l'œil sain.

En résumé, toutes les fois que la paralysie de l'un des obliques existe, sans rétraction notable des antagonistes, la règle est de pratiquer la section du droit vertical de nom contraire sur l'œil sain. Ainsi, dans le cas pris pour exemple, on divisera le tendon du muscle droit inférieur droit ou droit supérieur droit, suivant qu'on aura affaire à la paralysie de l'oblique supérieur gauche ou de l'oblique inférieur gauche.

Dans le cas où la paralysie de l'un des obliques se complique de rétraction des antagonistes, telle que la diplopie occupe la presque totalité du champ visuel vertical, la section du droit antagoniste du côté paralysé devient indispensable, en même temps que celle du droit vertical congénère de l'œil sain.

En effet, la pupille se trouve alors dans son summum d'élévation verticale, et ce n'est pas trop de la section des deux muscles opposés, aux deux yeux, pour ramener les deux pupilles, autant que faire se peut, sur un même niveau horizontal.

Sans doute en pareil cas, l'écartement latéral et l'inclinaison des images seront entachés de plus d'une imperfection, mais il faut songer que de tous les troubles de la vue provoqués par la diplopie, le plus gênant et à la fois le plus difficile à corriger, réside dans l'inégalité de niveau des images, et que, grâce à la contraction volontaire des droits latéraux, lorsque ceux-ci sont sains, ou à l'emploi de verres prismatiques appropriés, on parvient à diminuer, sinon à faire disparaître, la diplopie du champ visuel horizontal, et à rétablir la vision simple avec les deux yeux.

Il va sans dire qu'ici comme à la suite de l'opération pour la paralysie des muscles droits verticaux de légères rotations de la tête en bas ou en haut contribuent à améliorer le résultat final.

Cette étude de la paralysie des muscles obliques termine celle des muscles de l'œil. Il nous reste cependant deux paralysies musculaires que nous ne devons pas négliger : celle de l'élévateur de la paupière supérieure, et la paralysie du muscle orbiculaire.

VINGTIÈME LEÇON

DU PTOSIS PARALYTIQUE.

Anatomie du muscle élévateur de la paupière supérieure. — Ses rapports. — Sa physiologie. — Ptosis congénital. — Ptosis paralytique. — Symptômes. — Traitement.

MESSIEURS,

Mon intention n'est point d'insister longuement sur l'anatomie des muscles palpébraux ; permettez-moi seulement de vous exposer certains détails de rapports qu'il importe de bien établir.

L'élévateur de la paupière est un muscle aplati de haut en bas comme le droit supérieur de l'œil. Il est placé immédiatement au-dessous du périoste orbitaire; son insertion fixe est située autour du trou optique, tout près de la fente sphénoïdale. De là ses fibres se portent en avant, placées entre la voûte orbitaire et le droit supérieur, et se dirigent ensuite vers la paupière supérieure où elles prennent leur point d'insertion mobile. A ce niveau, le périoste de l'os frontal envoie un prolongement membraneux qui s'insère au bord supérieur du cartilage tarse : ce prolongement constitue le ligament suspenseur du cartilage. En arrière de ce cartilage tarse et de son ligament nous trouvons successivement le muscle élévateur ou plutôt son tendon, le feuillet palpébral de la capsule de Tenon, et finalement la conjonctive qui, à ce niveau, se réfléchit pour devenir bulbaire. En avant des tarses nous trouvons le muscle orbiculaire ou sphincter de la paupière supérieure et la peau; en tout six couches.

Le muscle élévateur en arrivant à la paupière passe au-dessus des expansions fibreuses latérales de la capsule de Tenon, qui forment, dans leur ensemble, une véritable corde ou arcade fibreuse horizontale sur laquelle se réfléchit le muscle élévateur dont le tendon, large et aplati sous forme de membrane triangulaire, se confond avec le ligament palpébral et va s'insérer avec lui au bord supérieur du cartilage tarse.

La capsule de Tenon, par ses ailerons latéraux, joue donc vis-à-vis du muscle élévateur le rôle d'une véritable poulie de renvoi grâce à laquelle ce muscle n'agit plus comme un muscle antéro-postérieur mais comme un muscle oblique inséré à la poulie elle-même, ou au pourtour orbitaire, d'une part, et au cartilage tarse de l'autre. En se contractant, ce muscle entraîne donc la paupière en haut et en arrière; aussi au-dessous du rebord orbitaire, lui fait-il former un pli ou plutôt un sillon très-prononcé dont la profondeur augmente avec l'élévation de la paupière.

Le muscle élévateur de la paupière est animé par un des filets du nerf de la troisième paire : sa paralysie est donc liée la plupart du temps à la paralysie complète de l'oculo-moteur. Mais comme on observe aussi des paralysies isolées de ce muscle, nous allons nous en occuper sous le nom de *ptosis paralytique*, pour le distinguer du ptosis dû à d'autres causes, telles que l'hypertrophie, l'œdème inflammatoire de la paupière, etc.

PTOSIS OU PARALYSIE DE L'ÉLÉVATEUR PROPRE DE LA PAUPIÈRE SUPÉRIEURE.

La chute de la paupière supérieure par inertie de son muscle releveur peut être accidentelle ou congénitale : occupons-nous tout d'abord de cette dernière.

Le ptosis congénital peut être considéré comme une variété du ptosis paralytique, puisqu'il est le résultat d'un vice de développement, et par suite d'un défaut d'action du muscle releveur de la paupière supérieure. Ce muscle est, du reste, suivant les cas, plus ou moins compromis. Certains individus peuvent encore relever la paupière jusqu'à l'horizontale ; d'autres sont à peine capables de lui imprimer quelques légers mouvements. Dans ce dernier cas, l'arcade sourcilière manque elle-même de développement. La paupière, au lieu d'être allongée, épaisse et pourvue de plis transversaux, s'offre à l'observateur courte, mince et unie. Les plis caractéristiques qu'elle présente normalement font à peu près complétement défaut.

Pour corriger le prolapsus palpébral qui résulte du défaut de développement du releveur, on a proposé plusieurs procédés opératoires :

C'est ainsi qu'on a recommandé d'exciser un pli transversal de la peau de la paupière et de réunir les lèvres de la plaie qui en résulte avec des points de suture métallique. Cette opération n'a donné que des résultats fort incomplets, et pour qu'ils soient quelque peu satisfaisants, il est nécessaire de pratiquer la destruction d'une grande partie de la peau de la paupière, ce qui pourrait exposer au lagophthalmos ou à l'ectropion.

Hunt a proposé une autre méthode opératoire. J'aurai à vous la décrire lorsque nous arriverons au traitement du ptosis paralytique proprement dit; je vous exposerai en même temps le procédé de Bowman et de de Graefe; mais je vous dirai tout de suite que tous ces procédés donnent des résultats généralement incomplets. Les uns dépassent le but qu'on s'était proposé; d'autres sont insignifiants, et après l'opération la difformité du prolapsus est aussi désagréable et aussi gênante qu'auparavant.

J'ai opéré récemment, à l'hôpital Saint-Louis, une femme de vingt-quatre ans atteinte d'un ptosis congénital de la paupière supérieure gauche. L'opération a réussi et j'ai obtenu ce succès en modifiant et en combinant les deux procédés de Hunt et de de Graefe.

Voici comment je fis l'opération : A l'aide d'une pince à serres-fines, je fis à la peau un pli suffisant que j'excisai d'une commissure à l'autre et dont la hauteur s'étendait du bord supérieur du cartilage tarse jusqu'au sillon orbito-palpébral supérieur. — J'enlevai de la sorte un lambeau de peau de forme ovalaire; les fibres superficielles du muscle orbiculaire étant alors apparues, je les excisai avec soin non-seulement dans toute l'étendue de la plaie cutanée, mais encore au loin sous la peau, de façon à mettre largement à découvert le ligament suspenseur du cartilage tarse. J'ai réuni ensuite les deux lèvres de la plaie, avec des sutures métalliques comprenant toute l'épaisseur de la paupière (peau, muscle orbiculaire, ligament palpébral et conjonctive).

En opérant de la sorte on affaiblit considérablement le muscle orbiculaire au profit de son antagoniste, le releveur, et l'on n'a point à craindre l'ectropion puisqu'on raccourcit dans une égale mesure toutes les couches constituantes de la paupière.

Le résultat a complétement répondu à mon attente : aujourd'hui, c'est-à-dire six mois après l'opération, la malade se sert librement de cet œil pour travailler. La paupière supérieure jouit d'une élévation à peu de chose près complète, grâce à l'action prépondérante et directe du muscle occipito-frontal sur ce voile membraneux. — Bien que douloureuse, cette opération a pu être exécutée sans chloroforme et sans perte notable de sang. De plus, comme elle n'intéresse que la portion membraneuse de la paupière, elle laisse intacte le cartilage tarse et les glandes de Meibomius.

DU PTOSIS PARALYTIQUE.

Le ptosis paralytique se distingue du ptosis congénital par ce fait qu'il est rarement simple ; presque toujours on le trouve associé aux signes de la paralysie de la troisième paire crânienne. Quelquefois cependant, il peut être indépendant, et se manifester sans être accompagné des autres symptômes de la paralysie de l'oculo-moteur. Dans ce dernier cas, il peut être unilatéral ou bilatéral, mais le plus souvent il n'existe que d'un seul côté.

Les causes de cette paralysie sont les mêmes que celles de la paralysie des autres muscles de l'œil.

C'est ainsi que je vous citerai successivement :

1° Le rhumatisme, autrement dit l'action du froid.

2° La syphilis qui est une cause si fréquente.

3° L'hystérie et la chloro-anémie.

4° L'ataxie locomotrice.

5° Les tumeurs de l'orbite qui ne compriment qu'un ou plusieurs filets de la troisième paire.

En terminant cette énumération des principales causes de la paralysie du releveur de la paupière, j'ajouterai qu'un certain nombre de fois on observe une sorte d'atonie et de paresse de l'élévateur, ayant pour conséquence de laisser les yeux à demi fermés, sans qu'on puisse lui reconnaître une cause bien évidente. Il existe un exemple historique de cette paresse de l'élévateur propre de la paupière supérieure. Marie-Thérèse d'Autriche en était affectée. Elle fut guérie par Wenzel, qui dut son succès à l'emploi des topiques irritants ; et qui eut le bonheur de réussir là où d'autres avaient échoué.

Parmi les causes du ptosis paralytique, vous ne devez point oublier les traumatismes qui intéressent, soit la branche nerveuse du releveur de la paupière, soit le muscle lui-même. — C'est ainsi qu'un coup de couteau, en sectionnant le nerf du muscle ou les fibres musculaires, pourra déterminer un ptosis paralytique.

L'énumération de ces différentes causes vous indique suffisamment que le traitement du ptosis paralytique peut être médical ou chirurgical.

Le traitement médical devra s'adresser directement à la cause même de la paralysie ; et, sans insister ici sur le traitement général qui varie suivant les circonstances et les individus, je vous dirai simplement que le traitement local consiste surtout dans l'application de l'électricité ou des topiques irritants. — C'est ainsi qu'on pourra utiliser avec avantage la teinture d'iode, la pommade de Gondret, la pommade à la vératrine ou bien encore les vésicatoires strychninés.

Dans certains cas où le malade se refuse à toute intervention chirurgicale, on peut, si les moyens locaux ont échoué, faire à l'aide d'une serre-fine ou d'un point de suture, un pli à la peau de la paupière, pour l'attirer en haut, et dégager l'œil suffisamment. Ce sont des expédients à l'usage des malades pusillanimes qui ont horreur de la moindre opération.

Le traitement chirurgical, dont le but est de raccourcir le voile palpébral qui tombe comme inerte devant l'œil, a été modifié de différentes façons :

Comme pour le ptosis congénital, on a d'abord proposé d'exciser un pli plus ou moins considérable de la peau de la paupière et de réunir ensuite les deux lèvres de la plaie cutanée. Ce procédé, excellent pour corriger le ptosis par hypertrophie ou état éléphantiasique de la paupière, n'obtient aucun succès contre le ptosis paralytique, parce qu'à moins de la raccourcir d'une façon considérable, la paupière demeure toujours trop longue lorsque l'individu veut regarder au-dessus de l'horizon.

Constatant l'insuffisance du procédé ordinaire, Hunt en imagina un autre. Il proposa de faire à la peau de la paupière une large excision ovalaire, immédiatement au-dessous de l'arcade sourcilière et de réunir les deux lèvres de la plaie, de façon que le bord supérieur du cartilage tarse remonte vers cette arcade. Grâce à cette opération, la paupière se trouve considérablement diminuée, et le muscle occipito-frontal, dans une certaine mesure, supplée à l'insuffisance du releveur de la paupière.

On a reproché à ce procédé de raccourcir le voile palpébral dans une étendue trop considérable et d'exposer ainsi au lagophthalmos et à l'ectropion.

La vérité toutefois est que cette opération a réussi entre les mains de Hunt. Le jugement à porter sur cette méthode opératoire est encore réservé. L'avenir décidera.

Graefe comparant la paralysie du releveur à celle des autres muscles de l'œil, eut l'idée d'affaiblir par une opération le muscle antagoniste, c'est-à-dire le muscle orbiculaire.

A l'aide d'une pince et de ciseaux courbes, il en excisait une bande de 8 à 10 millimètres de hauteur, de façon à découvrir le ligament fibreux de la paupière qu'il respectait ainsi que la muqueuse sous-jacente.

Bowman suivit un procédé en partie différent. — L'incision de la peau était absolument la même que celle que pratiquait de Graefe; mais au lieu d'exciser l'orbiculaire, il le décollait au loin sous la peau, puis le tirait et l'élevait en haut en exécutant un pli musculaire qu'il suturait.

Le procédé de Bowman diffère donc du procédé de de Graefe par cela seul qu'il ne sacrifie pas le muscle orbiculaire. Il le raccourcit simplement afin d'élever la paupière. Ces tentatives opératoires ont complétement échoué ou à peu près; le procédé que je vous ai décrit précédemment et que j'ai suivi avec succès dans un cas de ptosis congénital me parait devoir convenir tout à fait ici.

Il est nécessaire, en effet, d'exciser à la fois un lambeau cutané ovalaire et la portion correspondante de l'orbiculaire, et de réunir les lèvres de la plaie par des sutures métalliques qui comprennent non-seulement la peau et le muscle, mais aussi le ligament palpébral et la conjonctive sous-jacente.

VINGT ET UNIÈME LEÇON

PARALYSIE DU MUSCLE ORBICULAIRE OU LAGOPHTHALMOS PARALYTIQUE.

Du muscle orbiculaire. — Son tendon d'origine. — Muscle de Horner. — Sa physiologie. — Innervation du muscle orbiculaire. — Charcot. — Paralysie de l'orbiculaire. — Symptômes. — Traitement.

MESSIEURS,

Le muscle orbiculaire est le sphincter ou plutôt le muscle abaisseur des paupières. Je ne vous décrirai point son anatomie complète ; je vous exposerai seulement quelques détails anatomiques spéciaux qu'il nous importe de connaître et d'apprécier.

Le tendon d'origine du muscle orbiculaire est fort remarquable : Il se divise en tendon *direct* et en tendon *réfléchi*.

Le premier consiste en une bandelette fibreuse qui naît de l'apophyse montante du maxillaire supérieur et de la lèvre antérieure de la gouttière lacrymale. Cette bandelette passe au devant du sac lacrymal et, arrivée à la commissure interne des paupières, se bifurque. Chaque branche de bifurcation va s'insérer à l'extrémité interne du cartilage tarse correspondant.

Outre ce tendon d'origine appelé superficiel ou direct ou

encore ligament palpébral interne, le muscle orbiculaire présente encore une autre partie plus profonde dont l'insertion tendineuse se fait en dedans et en arrière du sac lacrymal sur la lèvre postérieure de la gouttière du même nom.

Cette portion réfléchie du muscle, connue en anatomie sous le nom de muscle de Horner, constitue avec le tendon direct de l'orbiculaire un canal ou plutôt une boutonnière qui embrasse les deux tiers externes du sac lacrymal.

Le muscle de Horner mis à part, on peut considérer à l'orbiculaire des paupières, trois portions : une portion extraorbitaire située au pourtour de l'orbite; une portion palpébrale plus pâle que la précédente; enfin une portion ciliaire dite muscle ciliaire de Riolan et dont le muscle de Horner fait essentiellement partie.

Ces trois portions du muscle, orbitaire, palpébrale et ciliaire, sont situées sous la peau et par leur face profonde recouvrent les cartilages tarses et leurs ligaments.

En se contractant, les deux premières portions du muscle servent essentiellement à fermer l'orifice palpébral. Quand leur antagoniste, le muscle élévateur, cesse d'agir, elles abaissent les paupières par leur tonicité et ce jeu, en se répétant, constitue le clignement physiologique.

La portion ciliaire, y compris le muscle de Horner, a pour fonction spéciale d'appliquer exactement les cartilages tarses et le bord libre des paupières sur le globe oculaire, de forcer ainsi les larmes à s'écouler dans le lac lacrymal et de là dans les conduits et le sac des larmes.

Le muscle de Horner est un petit faisceau musculaire de 5 à 6 millimètres de longueur, s'insérant sur le tendon réfléchi du muscle orbiculaire, derrière le sac lacrymal. —

Il est petit et grêle, et, pour en avoir une idée exacte, il faut disséquer la paupière par la face profonde et renverser le muscle orbiculaire de la tempe sur le nez. On constate alors que le muscle de Horner, inséré comme nous l'avons dit, sur la crête de l'os unguis, se porte en dehors en contournant le sac lacrymal, et qu'arrivé derrière les points lacrymaux, il se partage entre l'une et l'autre paupière, pour se continuer avec la portion ciliaire ou tarsienne directe de l'orbiculaire.

Ce petit muscle a une influence remarquable sur le cours des larmes : son action physiologique a pour effet d'attirer les points lacrymaux en arrière et en dedans pour les plonger dans le lac lacrymal, en même temps qu'il dilate l'orifice des conduits lacrymaux et qu'il comprime le sac lacrymal dont le contenu chemine ainsi au travers du canal nasal jusque dans le méat inférieur.

Deux branches nerveuses, d'origine différente, se distribuent au muscle orbiculaire. Les portions orbitaire et palpébrale, comme tous les muscles de la face, sont animées par des filets de la septième paire, le nerf facial. Le muscle de Horner reçoit en outre, un filet du nasal externe, branche du trijumeau : cette innervation indépendante lui permettrait d'échapper, selon certains auteurs allemands, à la paralysie faciale. — Mais rien ne prouve que le rameau nerveux en question ne soit un filet purement sensitif, auquel cas cette distinction pathologique tomberait d'elle-même.

La paralysie du muscle orbiculaire est le plus souvent une des manifestations de la paralysie faciale. Le nom de lagophthalmos *paralytique* lui a été donné pour le distinguer des autres causes de la non-occlusion des paupières. Cependant, si la paralysie de l'orbiculaire accompagne presque toujours la paralysie faciale, elle peut exister aussi seule et n'affecter que l'une ou l'autre des deux paupières. C'est ce qui arrive, par exemple, lorsque des branches terminales du facial ont subi isolément un traumatisme plus ou moins grave. D'ailleurs, les causes de la paralysie de l'orbiculaire sont variables et peuvent agir en intéressant divers points du trajet du facial. Leur connaissance exacte n'est donc pas indifférente à connaître aussi bien pour le pronostic que pour le traitement de la paralysie.

Le nerf facial prend naissance dans la fossette sus-olivaire par deux racines : l'une supérieure, grosse ou motrice; l'autre inférieure, petite, connue sous le nom de nerf intermédiaire de Wrisberg, et dont les fonctions ne sont pas encore nettement définies. Pour les uns, il s'agit là d'une racine sensitive; pour d'autres, d'un nerf moteur spécial destiné à fournir la racine motrice du ganglion otique; pour d'autres enfin, c'est un filet sympathique en communication avec les ganglions géniculé et otique et qui aboutit à la parotide dont il influence la sécrétion.

Ajoutons que, d'après les remarques de Charcot, le nerf facial naîtrait du bulbe de deux noyaux distincts : l'un supérieur, d'où émanent les filets destinés au muscle orbiculaire; l'autre inférieur, plus petit, qui anime surtout le muscle orbiculaire des lèvres. Le premier de ces noyaux est voisin de l'origine du moteur oculaire externe, ce qui explique certains cas de paralysie limitée au droit externe et à l'orbiculaire des paupières.

Le nerf facial ainsi constitué pénètre dans le conduit auditif interne, se place au-dessus du nerf auditif, et s'engage dans l'aqueduc de Fallope, où il présente plusieurs inflexions remarquables et un renflement ganglionnaire appelé ganglion *géniculé.* Puis il s'échappe du crâne par le trou stylo-mastoïdien et traverse aussitôt la région parotidienne.

Au niveau du premier coude que présente le facial, en arrière de l'hiatus de Fallope, on trouve, avons-nous dit, le ganglion géniculé. Celui-ci reçoit le nerf intermédiaire de Wrisberg par son angle postérieur, tandis qu'il donne naissance au grand pétreux superficiel par son sommet, et au petit pétreux superficiel par son angle antérieur. Un peu plus loin naît du tronc du facial la corde du tympan, qui, après avoir traversé la caisse, entre le marteau et l'enclume, se rend au nerf lingual, au ganglion et à la glande sublinguale, en passant par la scissure de Glaser.

Dans la parotide, le facial est dirigé en bas et en avant. Il est complétement entouré par la glande à ce niveau, puis il se dégage entre le prolongement antérieur de cette glande et la face externe du masséter et se divise bientôt en deux branches terminales : l'une supérieure ou temporo-faciale qui fournit des filets à l'orbiculaire ; l'autre inférieure ou cervico-faciale.

Ce résumé de l'anatomie du nerf facial suffit pour vous faire comprendre que la paralysie faciale et, partant, la paralysie de l'orbiculaire, offriront des signes plus ou moins nombreux et variés, suivant que la cause morbide aura son siége dans l'intérieur du crâne, dans l'aqueduc de Fallope, ou bien au niveau de la région parotidienne et faciale.

C'est ainsi qu'une paralysie de l'orbiculaire accompagnant une paralysie faciale et une hémiplégie correspondante du tronc, vous indiquera une lésion encéphalique ; hémorrhagie cérébrale, ramollissement, tumeurs, etc.

Une paralysie de l'orbiculaire et une paralysie faciale complète, avec paralysie du voile du palais et de la luette, mais sans hémiplégie du tronc, vous mettra sur la voie d'une lésion cérébrale et, plus souvent, d'une affection de l'aqueduc de Fallope, otite interne ou fracture du rocher, siégeant au-dessus du ganglion géniculé.

Enfin, une paralysie de l'orbiculaire et une paralysie faciale limitée aux muscles de la face, devra faire songer aux tumeurs malignes de la parotide ou aux engorgements ganglionnaires de cette région.

On comprend donc que le pronostic ne soit pas le même dans tous les cas, et qu'il faille être d'autant plus réservé que le siége du mal paraît plus profond.

La paralysie de l'orbiculaire étant presque toujours liée à celle des autres muscles faciaux animés par la septième paire, nous aurions à faire ici l'histoire complète de la paralysie du nerf facial. — Tel n'est pourtant pas notre but ; nous renvoyons, pour tout ce qui a trait à cette question, aux livres de médecine, nous réservant de ne parler ici que de la paralysie de l'orbiculaire exclusivement.

PARALYSIE DE L'ORBICULAIRE.

La paralysie de l'orbiculaire, ou lagophthalmos paralytique, est caractérisée par l'impossibilité de fermer les paupières, qui sont saines en apparence. L'écartement anormal de celles-ci varie avec les différentes positions du regard ; il s'exagère lorsque l'individu regarde en face ou en haut, parce qu'alors la suractivité de l'élévateur est mise en jeu; il diminue, au contraire, quand il fixe ses yeux à terre, parce que, dans cette position, l'antagoniste de l'orbiculaire n'agit plus. L'écartement augmente encore, toutes les fois qu'il se produit une rétracture de cet antagoniste, parce qu'alors la rétraction du muscle s'ajoute à la paralysie et en exagère les effets. Voilà pourquoi, dans la paralysie de l'orbiculaire, la diminution ou l'augmentation qui peut survenir dans l'écartement des paupières n'indique pas nécessairement que la paralysie a suivi la même marche. C'est en s'adressant aux autres signes de la paralysie du facial, quand ils existent, qu'on parvient à faire la part exacte de l'*élément paralysie*, bien différente de cet autre élément, la *contracture* de l'antagoniste.

Dans la paralysie qui nous occupe, l'œil est plus saillant, parce que la pression continue des voiles palpébraux lui fait défaut. La paupière inférieure se renverse en dehors, tantôt en totalité, le plus souvent en partie et du côté du grand angle de l'œil. Le point lacrymal inférieur se dévie de sa direction normale, de sorte que, l'orbiculaire une fois paralysé, les larmes ne se répandent pas uniformément à la surface du globe oculaire. Les points lacrymaux ne peuvent plus les absorber, et il en résulte un épiphora, qui à son tour finit par irriter et excorier la peau de la paupière et de la joue. Le point lacrymal inférieur va s'atrophiant de jour en jour; l'œil est constamment noyé dans un flot de larmes, en même temps que le bord de la paupière est affecté d'une blépharite ciliaire plus ou moins accusée. L'œil reste donc ouvert, même pendant le sommeil; sans cesse en contact avec l'air extérieur, irritée par les poussières ou les corps étrangers analogues, plus irritée encore peut-être par l'inégale distribution des larmes à sa surface, la conjonctive ne tarde pas à s'enflammer. La cornée peut elle-même s'obscurcir, et chez les enfants la kératite devient assez rapidement destructive pour amener une perforation de la cornée et provoquer une fonte purulente de l'œil.

TRAITEMENT.

Le traitement de la paralysie de l'orbiculaire est médical ou chirurgical.

Traitement médical. — Le traitement médical s'adresse directement à la cause première de la paralysie. On obtient surtout une amélioration rapide lorsqu'il s'agit d'une paralysie d'origine rhumatismale. Dans ce cas, on emploiera avec avantage les vésicatoires strychninés, et toutes les pommades irritantes que je vous ai recommandées précédemment, sans oublier l'électricité, qui, bien utilisée, constitue un des moyens les plus puissants du traitement local.

Dans tous les cas, il importe de pratiquer l'occlusion de l'œil, afin d'éviter les complications inflammatoires dont je viens de vous entretenir. L'occlusion se fait à l'aide d'un petit bandeau de soie noire qu'on maintient jour et nuit.

Quant au traitement des causes, telles que la *syphilis* ou l'*ataxie*, il faut s'en rapporter à ce que nous en avons dit précédemment.

Traitement chirurgical. — Le traitement chirurgical est réservé pour les cas chroniques de paralysie de l'orbiculaire, jugés incurables, et qui obligent à corriger l'écartement des paupières.

La tarsorrhaphie, pratiquée sur une étendue convenable, diminue suffisamment l'ouverture de la fente palpébrale et remédie dans une bonne mesure à l'ectropion de la paupière inférieure. Le larmoiement cesse donc presque entièrement et il disparaît d'une façon complète, lorsqu'à la tarsorrhaphie on ajoute le débridement du point lacrymal inférieur.

Pour arriver au même but, Dieffenbach avait proposé de sectionner l'élévateur; mais je ne vous conseillerai point de pratiquer cette opération, parce qu'elle substitue le prolapsus de la paupière à la paralysie de l'orbiculaire, et que dans tous les cas elle est très-dangereuse, puisque pour l'exécuter il faut arriver jusqu'au tissu cellulaire de l'orbite. Ajouterai-je qu'elle compromet pour l'avenir, sans nécessité, les fonctions des paupières, car le muscle orbiculaire peut un jour reprendre ses forces premières : ce serait aller à l'encontre de ce qui doit être le but suprême de nos efforts.

VINGT-DEUXIÈME LEÇON

DU NYSTAGMUS.

Du nystagmus. C'est une affection rare, presque jamais idiopathique. — Statistique de Gadaud. — Nystagmus par saccades. — Javal. — Nystagmus rotatoire. — Nature du nystagmus. — Traitement. — Verres bleus. — Théorie de Boehm.

MESSIEURS,

On désigne sous le nom de nystagmus, un mouvement anormal et rhythmique des yeux. L'œil affecté de nystagmus présente de véritables oscillations choréiques, des saccades involontaires dont l'individu n'a pas conscience.

Le nystagmus est une affection peu commune. Wecker, sur 950 malades, ne l'a noté que deux fois.

Meunier, chef de clinique de Follin, n'en a constaté que deux cas sur mille individus.

Desmarres ne l'a rencontré que trois fois sur mille.

Et moi-même, qui ai déjà traité, au dispensaire des maladies des yeux des hôpitaux, plus de trois mille malades, n'en ai recueilli que trois observations.

Si, pour mieux fixer nos idées sur la fréquence du nystagmus, nous faisons l'addition de ces différents groupes de malades, nous arrivons à un total de neuf sur six mille individus.

C'est donc une affection peu commune et de plus, très-rarement idiopathique. Presque toujours en effet, le nystagmus est associé à une ou plusieurs lésions de l'œil, le strabisme ou la myopie, par exemple.

Gadaud, dans une thèse estimée sur le nystagmus, a fait la remarque que sur trente-deux cas dont il donne les observations, il n'y en avait que deux où le nystagmus fût véritablement simple. Les trente autres cas étaient accompagnés d'affections oculaires diverses. — Ainsi,

Dix-huit étaient compliqués de strabisme, à savoir :

Quatorze de strabisme convergent ;

Deux de strabisme divergent ;

Deux d'asthénopie musculaire par insuffisance des droits internes.

Si cette statisque représente exactement la vérité, le nystagmus s'accompagnerait donc 60 fois pour 100 de strabisme.

Quatorze cas étaient liés à des anomalies de réfraction.

Il y en avait,

Deux compliqués d'hypermétropie ;

Huit de myopie ;

Quatre d'astygmatisme.

Huit fois sur trente, les individus étaient des albinos à peu près parfaits, ou bien présentaient un défaut de pigmentation des cheveux et de l'iris plus ou moins remarquable.

Sept fois sur trente, le nystagmus était compliqué d'amblyopie : le malade que vous venez d'examiner vous en offre un exemple ; il est à la fois nystagmique, très-amblyope, et atteint d'une insuffisance fonctionnelle très-accusée du droit interne gauche.

Dans *trois* cas, il était compliqué de taies de la cornée.

Quatre fois, il était associé à l'ophthalmie des nouveau-nés.

Une fois, à une inflammation érysipélateuse des yeux.

Une fois, il compliquait une éruption variolique.

Une autre fois, le rhumatisme.

Le strabisme, les troubles de réfraction, et le défaut de pigmentation, constituent donc les affections de l'œil qui s'associent le plus souvent au nystagmus, ensemble ou séparément.

Quelquefois aussi, la cataracte congénitale complique le nystagmus. Dans ma pratique particulière, j'ai eu tout dernièrement encore à soigner une petite fille affectée d'une cataracte congénitale accompagnée de nystagmus, et le cas, je vous le répète, est loin d'être rare.

Les lésions du fond de l'œil qui accompagnent cette affection ne sont pas bien connues. Cela provient en partie de la difficulté de l'examen du fond de l'œil, par suite des oscillations incessantes et extrêmement rapides des yeux.

Dans un premier fait qui appartient à Desmarres, le malade présentait une atrophie presque complète des papilles et un arrêt de développement des vaisseaux de la rétine. Dans un autre qu'il nous a été donné d'observer, l'individu avait les papilles excavées avec une scléro-choroïdite postérieure et des vaisseaux rétiniens excessivement fins et peu développés.

Dans certains cas, le nystagmus était compliqué de daltonisme, ou bien encore de coloboma irien.

Parmi toutes ces lésions qui accompagnent le nystagmus, les unes, comme on le voit, se sont développées en même temps que l'œil ; d'autres, au contraire, ont été produites peu après la naissance ; ce sont, comme le nystagmus, des affections du jeune âge ou de l'adolescence.

Les mouvements choréiques des yeux ne sont pas toujours limités aux globes oculaires ; ils peuvent atteindre les muscles des paupières, de la face et du cou. Dans ce dernier cas, ils donnent lieu à un clignotement des paupières, à un tremblement cadencé de la tête et à un balancement rhythmique du cou. On se représente l'étrange physionomie de l'individu ; fort heureusement pour lui, les mouvements choréiques de la face et du cou sont plus lents, et ne sont pas isochrones avec ceux des yeux qui présentent une moyenne de 180 oscillations par minute.

Ordinairement, le nystagmus se compose d'oscillations horizontales déterminées par des contractions spasmodiques des muscles droits latéraux internes et externes. Ces muscles agissent par paire, c'est-à-dire que le droit interne gauche est congénère du droit externe droit et *vice versâ.* Cette variété de nystagmus oscillatoire a été nommée par Javal *nystagmus par saccades.*

Une autre variété est caractérisée par des mouvements spasmodiques et restreints, qui font tourner l'œil autour de son axe antéro-postérieur, c'est le *nystagmus rotatoire :* l'œil est en mouvement sur place à la façon du ressort d'une montre. Ces deux ordres de mouvement peuvent coexister.

Ces mouvements choréiques ne sont pas désordonnés, ils s'exécutent dans un certain sens de gauche à droite et plus volontiers de droite à gauche. On peut d'ailleurs changer expérimentalement le sens des oscillations. En couvrant l'un des yeux avec un verre dépoli pour l'empêcher de voir, on constate qu'aussitôt l'œil du côté opposé présente des saccades en sens inverse de celles que présentait l'œil devant lequel on a mis le verre dépoli. Tous ces mouvements choréiques des yeux s'effectuent sans que le malade en ait conscience, et fait très-remarquable, les mouvements normaux des yeux et des paupières ne sont nullement modifiés; ils se font dans tous les sens en même temps que l'étendue du champ visuel n'est nullement restreinte.

Lorsque l'individu fixe un objet, le nystagmus augmente, excepté toutefois pour une distance déterminée où il cesse ou se ralentit : cette position constitue le *point de repos* des yeux. En général, pour obtenir le point de repos de l'œil affecté de nystagmus, le malade emploie indistinctement trois procédés : il place l'objet à la distance voulue ; il le met à droite ou à gauche, c'est-à-dire obliquement et jamais sur la ligne médiane; enfin il dévie la tête et l'incline du même côté.

Il en résulte que toutes les fois que l'objet sera placé en deçà ou au-delà du point de la vision tranquille, les saccades et les oscillations seront plus ou moins rapides. Elles diminuent, en outre, avec une lumière éclatante, et augmentent dans l'obscurité. C'est ainsi que vers le soir, à l'approche de la nuit, les oscillations du nystagmus sont plus nombreuses et plus accentuées que le matin.

Les causes psychiques ont une influence des plus curieuses sur le nystagmus. C'est ainsi que les émotions morales impriment aux saccades une rapidité considérable. De même lorsque vous examinez un malade atteint de nystagmus, l'impression que vous lui faites augmente considérablement le nombre et l'amplitude des mouvements oscillatoires de ses yeux.

Il est encore d'autres causes qui ont une certaine influence sur le nystagmus : le sommeil, par exemple, agit dans certains cas et fait cesser complétement les saccades. D'autres fois son influence est nulle, les oscillations sont permanentes et le jour et la nuit.

La chloroformisation fait quelquefois cesser complétement

le nystagmus, mais on a constaté aussi que les yeux étaient immobilisés en bas, contrairement à ce qui arrive chez les malades ordinaires.

Telles sont les différentes modalités du nystagmus, ses complications, et les affections diverses qui peuvent l'accompagner.

Il me reste maintenant à étudier avec vous sa nature. C'est un point fort discuté, et la science est loin d'avoir dit son dernier mot. La question de la nature du nystagmus reste donc réservée, et le seul fait bien constaté est la coexistence de cette affection avec les différentes lésions des muscles de l'œil, de ses milieux et de ses enveloppes (vices de réfraction ou de transparence). Sa nature intime demeure encore ignorée, et si je parle ainsi, c'est pour répondre de suite aux théories qui ont été émises tour à tour, et que je ne saurais admettre, puisqu'elles n'expliquent rien.

Je sais bien qu'on a voulu voir une certaine liaison entre le nystagmus et l'asthénopie musculaire ; mais en vérité cette hypothèse ne résiste point à la discussion, puisque le sujet affecté de nystagmus porte les yeux là où il lui plaît et les y maintient, malgré leurs oscillations rhythmiques, aussi longtemps qu'il le veut ; preuve que l'équilibre musculaire est normal.

On a aussi invoqué la faiblesse musculaire également repartie à droite et à gauche ; nous ne pouvons admettre cette théorie par la raison toute simple que le sujet fixe son regard là où il le veut avec toute la force et toute la précision désirables.

Tout ceci revient à dire, que nous ne connaissons pas la cause intime du nystagmus. Toutes les hypothèses qu'on a émises jusqu'ici, en effet, ne reposent sur aucune donnée anatomiquement ou physiologiquement démontrée.

TRAITEMENT. — Pour remédier à cette affection, Dieffenbach avait proposé comme pour le strabisme la section des muscles. Ce précepte a été suivi par Chélius, Boehm, et d'autres praticiens; mais les résultats de ces opérations n'ont jamais été bien satisfaisants. Sans doute la section de tel ou tel muscle a pu arrêter momentanément les convulsions cloniques de l'œil; ces succès partiels, et très-certainement provisoires, rappellent ceux du bégaiement obtenus par la section aussi bien des génio-glosses que de la luette ou des amygdales. Il s'agit ici en réalité d'une entrave apportée par le traumatisme aux mouvements anormaux, lesquels reprennent le dessus aussitôt que la gêne créée par le traumatisme a disparu. Je crois que c'est un procédé à rejeter, parce qu'il peut développer dans le muscle sectionné une insuffisance et conséquemment une déviation strabique ultérieure par prépondérance fonctionnelle de l'antagoniste.

Il n'y a donc pas de traitement radical de nystagmus; nous ne pouvons que lui opposer un traitement palliatif.

Si celui-ci est accompagné d'un vice de réfraction des yeux, l'indication est de corriger l'hypermétropie ou la myopie concomitante par l'emploi de verres correcteurs appropriés.

L'usage des verres colorés en bleu de cobalt est également très-utile, surtout si le sujet est albinos, car ce dernier n'a pas de pigment choroïdien pour absorber les rayons lumineux, il a une rétine toujours fortement impressionnée et par suite très-sensible. D'ailleurs chez lui tout l'appareil oculaire est excessivement délicat.

L'usage des verres bleus devra également être recommandé

aux amblyopes affectés de nystagmus. Bochm, qui a fait sur les verres bleus une étude très-approfondie, a démontré que la lumière bleue modère l'intensité des rayons lumineux en excluant le rouge et le jaune, et conserve pour l'impression de la rétine les rayons qui entretiennent le mieux sa sensibilité physiologique. Ces courants de lumière bleue joueraient à l'égard de la rétine le même rôle que des courants électriques continus.

Si le nystagmus n'est lié ni à une hyperesthésie rétinienne, ni à une amblyopie, et s'il existe au contraire une taie de la cornée ou une cataracte centrale, il faut, selon les cas, pratiquer l'iridectomie ou l'extraction de la cataracte.

Voilà les seuls moyens palliatifs à mettre en usage, en se rappelant que le nystagmus, sans altérations graves de l'œil, diminue et peut même disparaître avec l'âge. Vous ne devez point oublier cette dernière particularité, afin de ne jamais tenter des opérations dont le résultat est plus ou moins aléatoire. Ce que je dis là du nystagmus est également vrai pour le strabisme; bon nombre d'individus qui louchaient étant enfants, ne louchent plus en arrivant à l'âge adulte. De sorte que cette marche graduelle et décroissante des déviations strabiques et du nystagmus, de l'enfant à l'homme fait, doit rendre très-circonspect pour se décider à une opération, qu'il s'agisse du strabisme ou du nystagmus.

C'est, je crois, ce manque de réflexion qui a entraîné les insuccès nombreux qu'ont eus Roux et Velpeau; de là le discrédit qui a rejailli sur l'opération de la strabotomie, et qui aujourd'hui même est loin d'avoir complétement disparu.

VINGT-TROISIÈME LEÇON

DU BLÉPHAROSPASME.

Du clignotement des paupières. — Ses causes.
Du blépharospasme.
Innervation de l'orbiculaire des paupières. — Expérience de Herbert-Mayo et de Magendie. — Nature du blépharospasme. — Son traitement.

MESSIEURS,

Du clignotement des paupières. — Le clignotement des paupières est une affection qui ne présente absolument rien de grave. Bien souvent c'est une habitude dont on se défait difficilement ; quelquefois aussi il s'agit d'un état morbide qui se prolonge ou se répète à de courts intervalles. Dans ce cas, le clignotement affecte de préférence la paupière supérieure et ses caractères principaux sont : d'être localisé, de ne pas être douloureux et de ne donner lieu qu'à un sentiment de tension assez désagréable de la paupière.

Les causes en sont multiples : nous citerons d'abord un mauvais état du tube digestif, la dysenterie et les vers intestinaux par exemple. — La fatigue des yeux après un travail à une vive lumière. — L'irritation de la conjonctive par un corps étranger, un cil ou un grain de poussière. — Enfin une conjonctivite légère à la suite d'un coup d'air.

Le clignotement peut encore accompagner le tic non

douloureux de la face, auquel cas l'orbiculaire se contracte par saccades en même temps que le masque facial est pris de contractions spasmodiques.

Le traitement s'adresse à toutes les causes que nous venons d'énumérer.

DU BLÉPHAROSPASME.

Le blépharospasme est bien plus intéressant à étudier que le clignotement des paupières. Sa fréquence d'abord, et la résistance qu'il oppose aux différents moyens de traitement, le recommandent d'une façon toute particulière à l'étude et à l'habileté des chirurgiens. Il diffère du clignotement par ce fait caractéristique, que dans le cas précédent, la paupière pouvait encore se refermer et s'ouvrir à volonté, tandis qu'ici son occlusion est complète et permanente. Un malade atteint de blépharospasme des deux paupières est presque aveugle. Aucun effort volontaire, et à moins d'employer le chloroforme ou des crochets élévateurs, aucun effort du chirurgien ne parvient à ouvrir les yeux qui sont inondés de larmes. En effet, dans cette affection, les malades ont toujours une horreur de la lumière; ils ont de la photophobie dont la manifestation extérieure réside dans le blépharospasme.

Avant de procéder à l'étude si curieuse de cette affection, il est bon, je crois, de vous exposer quelques points de physiologie qui ont trait à la question et qui vous feront plus facilement comprendre sa nature et son traitement.

Le nerf moteur du muscle orbiculaire des paupières est le facial. Vous savez que Henke a prétendu que le nerf nasal externe du trijumeau anime le muscle de Horner, mais il ne s'agit évidemment là que d'un filet sensitif.

Les autres branches nerveuses qui se rendent aux paupières proviennent de la cinquième paire ; ce sont les filets sus- et sous-orbitaires. Le maxillaire supérieur qui se rend principalement aux dents de la mâchoire supérieure a un certain rapport avec l'innervation motrice des paupières par l'intermédiaire du nerf grand pétreux superficiel et surtout du nerf vidien, véritable trait d'union entre le ganglion de Meckel et le ganglion géniculé. De même le maxillaire inférieur, dont le rôle vous est bien connu, présente le ganglion otique auquel aboutit le petit pétreux superficiel, issu de l'angle inférieur du ganglion géniculé. Enfin le nerf lingual reçoit lui aussi un filet du facial, la corde du tympan.

Un fait important de physiologie expérimentale, découvert par Herbert-Mayo et Magendie, mérite d'être signalé. Ils ont démontré que la section intra-crânienne de la cinquième paire pouvait déterminer une paralysie réflexe des paupières du côté correspondant, preuve nouvelle des rapports qui existent entre la cinquième paire sensitive et la septième paire motrice.

Le grand sympathique lui-même, joue un rôle remarquable dans l'innervation des paupières, grâce aux filets que leur envoie le plexus carotidien. L'expérience de Claude Bernard est caractéristique : en sectionnant le ganglion cervical supérieur, il a pu déterminer des symptômes qu'on retrouve également dans la compression du nerf par différentes tumeurs et qui sont : le rétrécissement de la pupille, l'injection de l'oreille et de la face et, en outre, la *diminution* de l'ouverture palpébrale.

Les causes du blépharospasme sont nombreuses.

On l'a observé, bien que rarement, lié à certaines affections encéphaliques, quelquefois aussi à des traumatismes du nerf facial; mais en général, il complique les affections de la cinquième paire. Le blépharospasme 15/20 n'est pas direct; c'est un spasme réflexe qui résulte d'une excitation du noyau gris d'où part le facial, et qui vient retentir indirectement sur l'orbiculaire.

Parmi les causes ordinaires du blépharospasme, nous trouvons: une conjonctivite grave compliquée de kératite, ou bien encore, une kératite phlycténulaire ou scrofuleuse qui s'accompagne de blépharospasme même dans l'obscurité. Les nerfs de la cornée placés superficiellement sous l'épithélium sont alors irrités et enflammés; aussi les kératites profondes ou interstitielles se compliquent-elles de blépharospasme bien moins souvent que les kératites superficielles qui, en détruisant l'épithélium et la membrane de Bowman, mettent au contact de l'air le plexus cornéen, issu de la cinquième paire.

Les nerfs de la cornée ne sont pas comme tous les autres nerfs de l'économie; ce sont des nerfs spéciaux, transparents, dépourvus de myéline, et formant sous la membrane de Bowman un véritable lacis nerveux continu. C'est par eux que la cornée conserve aux approches de la mort une sensibilité dernière, qu'elle est l'*ultimum moriens* de toutes les régions du corps. Cependant il est certains cas où la sensibilité de la cornée disparaît la première; c'est ainsi que dans l'empoisonnement par l'oxyde de carbone, la cornée devient insensible alors que la conjonctive conserve encore sa sensibilité première.

Les corps étrangers venant irriter la conjonctive et surtout la cornée, des paillettes de fer par exemple, et en général toutes les causes qui peuvent exagérer la sensibilité de la cornée donnent lieu au blépharospasme.

Parmi les autres causes, nous citerons les caries dentaires qui retentissent sur les nerfs dentaires supérieurs ou inférieurs, et les affections de la langue : ces dernières, par leur action sur le nerf lingual et la corde du tympan, viennent exciter le facial. Tout le monde sait aussi que le tic douloureux de la face s'accompagne d'un spasme des paupières. Enfin, dans certains cas de tumeurs du cou, on peut voir survenir le blépharospasme, et c'est aussi par une action sur le grand sympathique que les vers intestinaux, les diverses affections du tube intestinal ou de l'utérus deviennent causes du blépharospasme.

En résumé, on peut diviser les causes du blépharospasme en deux groupes : les causes encéphaliques qui excitent ou irritent directement le facial et qui sollicitent immédiatement les contractions spasmodiques de l'orbiculaire des paupières, et en second lieu les causes qui siégent sur le trajet de la cinquième paire. Ces dernières retentissent sur le nerf facial par l'intermédiaire de la corde du tympan, du grand et du petit pétreux superficiel et l'impression qui en résulte, réfléchie par les centres, amène l'occlusion convulsive des paupières, et provoque de la photophobie.

J'ajouterai, en terminant ce qui a trait à l'étiologie, que le blépharospasme peut être encore une des manifestations de l'hystérie. On a prétendu que le rhumatisme pouvait le produire également, mais je ne saurais l'admettre, persuadé que le blépharospasme rhumatismal n'a jamais été démontré. Le rhumatisme invoqué comme cause dans ces conditions ne sert en réalité qu'à cacher notre ignorance.

Le traitement du blépharospasme varie suivant la cause et n'a de véritable chance de succès que s'il s'attaque directement au point de départ de la maladie.

Si le blépharospasme est causé par une ophthalmie granuleuse, ou par la présence d'un corps étranger, par des dents cariées, des lésions de la langue, ou une affection de l'estomac, des intestins ou de l'appareil génital, ce dont on s'assure par l'examen très-attentif du malade, on précise très-exactement le diagnostic et l'on établit un traitement approprié aux circonstances.

Si la convulsion spasmodique persiste malgré la disparition du corps étranger dans le sac conjonctival, ou des accidents inflammatoires de la cornée et de la conjonctive, on peut, avant de recourir à la névrotomie, essayer la compression du nerf sus- ou sous-orbitaire. Quelquefois cette compression est suivie de succès et il en a été de même dans un cas ou Ch. Bell eut l'idée de comprimer la carotide primitive à sa terminaison. Les injections sous-cutanées de morphine à haute dose nous ont rendu en pareil cas les plus grands services. Les courants continus, appliqués sur le trajet des branches de la cinquième paire, ont été parfois très-utiles. Remack les a appliqués aussi avec succès au cou, au niveau du ganglion cervical supérieur du grand sympathique.

Ces moyens procurent en général un grand soulagement au malade, mais très-rarement leur effet est durable. Pour arriver à un résultat définitif, on a proposé de recourir à la névrotomie. C'est ainsi que de Graefe, et d'autres après lui, ont été conduits à couper les nerfs sus- ou sous-orbitaires, tantôt avec succès, d'autres fois avec un demi-succès, alors que dans d'autres circonstances ils ont échoué complétement.

La section du nerf facial a été également proposée et pratiquée en pareils cas, mais nous ne conseillerons à personne d'imiter cette pratique, comme pouvant exposer à une paralysie faciale incurable.

Ici se termine ce que nous avions à dire concernant les maladies des muscles de l'œil et des paupières. Il nous resterait bien encore à parler des affections du muscle ciliaire, mais cette étude sera mieux placée à côté des vices de réfraction et d'accommodation qui devront nous occuper l'année prochaine.

FIN

TABLE DES MATIÈRES

PREMIÈRE LEÇON

ANATOMIE DES MUSCLES DE L'OEIL. — LEUR PHYSIOLOGIE

Étude du strabisme. — Son importance.
Anatomie des muscles de l'œil. — Muscles droits. — Muscles obliques.
Capsule de Tenon. — Gaînes qu'elle fournit aux muscles. — Ses ailerons palpébraux. — Son rôle anatomique et physiologique..... 1

DEUXIÈME LEÇON

PHYSIOLOGIE DES MUSCLES DE L'OEIL

Les muscles droits internes et externes sont des adducteurs et abducteurs purs.
Les droits supérieurs et inférieurs sont des élévateurs et des abaisseurs ; ils sont des adducteurs accessoires.
Les obliques sont leurs congénères ; le petit oblique est élévateur, abducteur et rotateur en dehors ; le grand oblique est abaisseur, abducteur et rotateur en dedans.
Action combinée de ces muscles dans les positions diagonales ou intermédiaires aux quatre points cardinaux de l'œil.............. 12

TROISIÈME LEÇON

PHYSIOLOGIE DES MUSCLES DE L'OEIL (SUITE)

Axe optique et axe de figure du globe oculaire. — Du strabisme apparent chez le myope et chez l'hypermétrope. — Du rapport de la convergence et de l'accommodation........................ 22

QUATRIÈME LEÇON

DU STRABISME.

Définition du strabisme. — Ses caractères.
La déviation primitive et la déviation secondaire sont égales entre elles.
Neutralisation des images. — Absence de diplopie chez les strabiques.
Nature du strabisme.. 33

CINQUIÈME LEÇON

DES CAUSES DU STRABISME. — DU STRABISME FAUX

Des causes du strabisme.— Strabisme optique de Jules Guérin. — Théorie de Giraud-Teulon.
Ce qu'on doit entendre par incongruence des rétines. — De Græfe. — Javal.
Influence de l'hypermétropie et de la myopie sur la production du strabisme.
Importance de l'asthénopie musculaire.
Du strabisme faux.................................... 41

SIXIÈME LEÇON

STRABISME LATENT OU DYNAMIQUE

L'asthénopie musculaire est la cause déterminante du strabisme.
Elle peut affecter les droits externes ou les droits internes, suivant que l'œil est myope ou hypermétrope.
Mesure des forces abductrice et adductrice d'un œil.— Son importance dans l'étude du strabisme et au point de vue de la strabotomie..... 56

SEPTIÈME LEÇON

DU STRABISME INTERMITTENT

Du strabisme intermittent externe. — De Graefe.
Du strabisme intermittent interne. —Donders. — Opinion de Giraud-Teulon.
Du rôle de l'hypermétropie et de la myopie liées à l'asthénopie musculaire dans la production du strabisme...................... 64

HUITIÈME LEÇON

STRABISME ALTERNANT. — STRABISME DOUBLE — TRAITEMENT DU STRABISME

Dans le strabisme alternant, l'acuité visuelle des deux yeux est à peu près égale.
Conditions dans lesquelles survient le strabisme alternant.
Strabisme double. — Wecker. — Giraud-Teulon.
Traitement du strabisme.
Procédé orthophthalmique. — Procédé chirurgical................ 75

NEUVIÈME LEÇON

TRAITEMENT DU STRABISME (SUITE)

Des causes qui peuvent modifier l'effet correcteur de la ténotomie. — Le dosage de la ténotomie n'est pas susceptible de cette précision mathématique que de Graefe a affirmée. — Du balancement musculaire régulier après l'opération........................... 88

DIXIÈME LEÇON

TRAITEMENT DU STRABISME (SUITE)

La ténotomie. — Des différentes méthodes de la pratiquer. — Procédé ordinaire. — Procédés sous-conjonctivaux de Jules Guérin et de Critchett. — Règles à suivre après l'opération............... 95

ONZIÈME LEÇON

TRAITEMENT DU STRABISME (SUITE).

Des complications de la ténotomie. — Strabotomie par avancement du tendon. — Dieffenbach. — Jules Guérin. — De Graefe. — Critchett. — Ténotomie du droit externe.............................. 107

DOUZIÈME LEÇON

DU TRAITEMENT DU STRABISME (SUITE).

Du traitement orthopédique du strabisme par le stéréoscope. — Javal. Utilité des lunettes et des prismes......................... 120

TREIZIÈME LEÇON

DES PARALYSIES OCULAIRES.

Des signes des paralysies oculaires. — Importance de la diplopie. — Ses caractères.. 135

QUATORZIÈME LEÇON

PARALYSIES OCULAIRES (SUITE)

De la paralysie du droit externe et du droit interne................ 148

QUINZIÈME LEÇON

PARALYSIES OCULAIRES (SUITE)

Paralysie des muscles de l'élévation et de l'abaissement. — De l'emploi des prismes contre la diplopie qui en dépend. 160

SEIZIÈME LEÇON

PARALYSIES OCULAIRES (SUITE).

Paralysie de la troisième paire (moteur oculaire commun). 174

DIX-SEPTIÈME LEÇON

PARALYSIES OCULAIRES (SUITE).

Paralysies de la quatrième et de la sixième paire. — Causes des paralysies oculaires 184

DIX-HUITIÈME LEÇON

PARALYSIES OCULAIRES (SUITE).

Terminaisons des paralysies oculaires. — Leur traitement médical et chirurgical. 195

DIX-NEUVIÈME LEÇON

PARALYSIES OCULAIRES (SUITE).

Du traitement chirurgical des paralysies oculaires. 205

VINGTIÈME LEÇON

DU PTOSIS PARALYTIQUE.

Anatomie du muscle élévateur de la paupière supérieure. — Ses rapports. — Sa physiologie. — Ptosis congénital. — Ptosis paralytique. — Symptômes. — Traitement. 216

VINGT ET UNIÈME LEÇON

PARALYSIE DU MUSCLE ORBICULAIRE OU LAGOPHTHALMOS PARALYTIQUE.

Du muscle orbiculaire. — Son tendon d'origine. — Muscle de Horner. — Sa physiologie. — Innervation du muscle orbiculaire. — Charcot. — Paralysie de l'orbiculaire. — Symptômes. — Traitement.. 224

VINGT-DEUXIÈME LEÇON

DU NYSTAGMUS.

Le nystagmus est une affection rare, presque jamais idiopathique. — Statistique de Gadaud. — Nystagmus par saccade. — Javal. — Nystagmus rotatoire. — Nature du nystagmus. — Traitement. — Verres bleus. — Théorie de Boehm........................ 233

VINGT-TROISIÈME LEÇON

BLÉPHAROSPASME.

Du clignotement des paupières. — Ses causes.
Du blépharospasme.
Innervation de l'orbiculaire des paupières. — Expérience de Herbert-Mayo, de Magendie et de Claude Bernard. — Nature du blépharospasme. — Son traitement.............................. 241

FIN DE LA TABLE DES MATIÈRES

PARIS. — IMPRIMERIE DE E. MARTINET, RUE MIGNON, 2.

ERRATA

Page 2, ligne 15, *au lieu de* inervé *lisez* innervé.
— 73, — 1, *au lieu de* la règle habituellement, l'un d'eux *lisez* la règle, habituellement l'un d'eux.
— 73, — 27, *au lieu de* deux à la fois *lisez* tous deux à la fois.
— 93, — 6, *au lieu de* vision au loin *lisez* vision de près.

NOUVELLES PUBLICATIONS

DE LA

LIBRAIRIE ADRIEN DELAHAYE

PARIS, PLACE DE L'ÉCOLE-DE-MÉDECINE.

Agenda-Formulaire des médecins-praticiens, publié sous la direction de M. le docteur Bossu, paraissant tous les ans, du 1er au 10 décembre, 1 vol. in-18 de 400 pages, broché. 1 fr. 75
Reliures depuis 3 fr. jusqu'à 9 fr.

ALLING. **De l'absorption par la muqueuse vésico-uréthrale.** In-8. 1 fr. 50

Almanach général de médecine et de pharmacie, pour la France, l'Algérie et les colonies, publié par l'administration de l'*Union médicale*, paraissant tous les ans du 1er au 10 décembre. 1 vol. in-12 d'environ 600 pages. 4 fr.

AMANIEU. **Vertiges, siége et causes.** In-8. 1 fr. 50

ANNER. **Guide des mères et des nouveau-nés.** Ouvrage couronné par la Société protectrice de l'enfance de Paris en séance publique du 23 janvier 1870. 1 vol. in-18 de 200 pages. 2 fr.

AUDHOUI. **Réflexions sur la nature des varioles observées aux ambulances de Grenelle pendant le siége de Paris.** In-8 de 63 pages. 1 fr.

BACCELLI, professeur de clinique médicale à l'Université de Rome. **Leçons cliniques sur la Perniciosité**, précédées d'une lettre du Professeur Teissier (de Lyon), traduite de l'italien par L. Jullien, interne des hôpitaux de Lyon, in-8. 2 fr.

BASSAGET. **Le matérialisme et le vitalisme en médecine**, étude comparée. In-8. 2 fr.

BAZIN. **Leçons théoriques et cliniques sur la syphilis et les syphilides**, professées à l'hôpital Saint-Louis par le docteur Bazin, publiées par le docteur Dubuc, revues et approuvées par le professeur, 2e édition considérablement augmentée, 1 vol. in-8 accompagné de 4 magnifiques planches sur acier, figures coloriées. 10 fr.
Sépia. 8 fr.

BAZIN. **Leçons sur le traitement des maladies chroniques en général, et des affections de la peau en particulier, par l'emploi comparé des eaux minérales, de l'hydrothérapie et des moyens pharmaceutiques**, professées à l'hôpital Saint-Louis par le docteur Bazin, rédigées et publiées par E. Maurel, interne des hôpitaux, revues par le professeur. 1 vol. in-8 de 480 pages. Prix, broché, 7 fr.; cartonné en toile. 8 fr.

BELINA (de). **De la transfusion du sang défibriné**, nouveau procédé pratique. In-8 de 66 pages. 2 fr.

ENVOI FRANCO PAR LA POSTE, CONTRE UN MANDAT.

BÉRENGER FÉRAUD. **Traité de l'immobilisation directe des fragments osseux dans les fractures.** 1 vol. in-8 de 768 pag., avec 102 figures dans le texte. 10 fr.

— **Traité des fractures non consolidées ou pseudarthroses.** 1 vol. in-8 de 700 pages, avec 102 figures dans le texte. 10 fr.

BERTIN. **Étude clinique de l'emploi et des effets du bain d'air comprimé dans le traitement des maladies de poitrine,** etc. 2e édition, 1 vol. in-8 de 741 pages, et 1 planche. 7 fr. 50

BERTIN. **Étude critique de l'embolie dans les vaisseaux veineux et artériels.** 1 vol. in-8 de 492 pages. 8 fr.

BŒHM. **De la thérapeutique de l'œil, au moyen de la lumière colorée,** traduit de l'allemand par KLEIN, traducteur de l'optique physiologique de Helmholtz, avec 2 planches coloriées. 1 vol. in-8. 4 fr.

BOSSU. **Anthropologie,** étude des organes, des fonctions et des maladies de l'homme et de la femme, contenant l'anatomie, la physiologie, l'hygiène, la pathologie, la thérapeutique et les principales notions de médecine légale. 2 forts vol. in-8 compactes, accompagnés d'un atlas de 20 planches d'anatomie gravées sur acier. *Sixième édition,* revue, corrigée et augmentée. Avec figures noires. 15 fr.
Avec figures coloriées. 21 fr.

BOURDIN. **Médecine et matérialisme.** In-18 de 16 pages. 50 c.

BOURGEOIS. **De la congestion pulmonaire simple.** In-8 de 92 pages. 2 fr.

BOURGOUGNON. **Notes pour servir à l'étude de la coralline.** In-8 de 16 p. 75 c.

BOYER (JULES). **Guérison de la phthisie pulmonaire et de la bronchite chronique à l'aide d'un traitement nouveau.** *Neuvième édition,* in-8 de 136 pages. 1 fr. 50

BRÉBANT. **Le Charbon,** ou Fermentation bactéridienne chez l'homme, physiologie pathologique et thérapeutique rationnelle. In-8 de 140 pages. 2 fr.

BRINTON (W.). **Traité des maladies de l'estomac.** Ouvrage traduit par le docteur A. RIANT, précédé d'une Introduction par M. le professeur Ch. LASÈGUE. 1 vol. in-8 de 520 pages, avec figures dans le texte. Prix du volume cartonné en toile. 7 fr.

BRUC (de). **Formulaire médical des familles.** 2e édition, 1 vol. in-12 de 595 pages. 5 fr.

BUCQUOY. **Leçons cliniques sur les maladies du cœur,** professées à l'Hôtel-Dieu de Paris. *Deuxième édition,* 1 vol. in-8 de 170 pages, avec figures dans le texte. Prix du volume cartonné. 4 fr.

BUYS (Léopold). **Traitement des kystes de l'ovaire, du pyothorax, de l'hydrothorax, des plaies, etc., par la compression et l'aspiration continues, procédés et appareils nouveaux.** 1 vol. in-8, avec 3 grandes planches lithographiées et coloriées. 3 fr.

CARLET. **Du rôle des sciences accessoires et en particulier des sciences exactes en médecine.** In-8 de 63 pages. 2 fr.

CHALLAND, docteur en médecine de la Faculté de Paris. **Étude expérimentale et clinique sur l'absinthisme et l'alcoolisme.** In-8. 2 fr.

CHARPENTIER, interne en médecine et en chirurgie des hôpitaux de Paris. **Étude sur le scorbut en général, l'épidémie** de 1871 en particulier. In-8. 1 fr. 75

CHAVÉE. **Petit essai philosophique de médecine pratique**, à l'adresse des gens instruits. 1 vol. in-8. 5 fr.

CHÉRON (JULES). **Du traitement du rhumatisme articulaire chronique, primitif, généralisé ou progressif, par les courants continus constants.** In-8 de 44 pages. 1 fr.

CHÉRON (JULES) et MOREAU-WOLF. **Des services que peuvent rendre les courants continus constants dans l'inflammation, l'engorgement et l'hypertrophie de la prostate.** In-8 de 31 pages. 1 fr.

COUYBA. **Des troubles trophiques consécutifs aux lésions traumatiques de la moelle et du nerf.** In-8, 66 pages. 2 fr.

CULOT. **De l'inflammation primitive aiguë de la moelle des os.** In-8. 2 fr.

DELBARRE. **De la dénudation des artères.** In-8 de 66 pages. 1 fr. 50

DELENS. **De la communication de la carotide et du sinus caverneux** (anévrysme artéro-veineux). In-8 de 90 pages, avec 2 planches coloriées. 3 fr. 50

DEMEULES, interne des hôpitaux de Paris, etc. **Pronostic et traitement des fractures de jambe compliquées de plaie.** In-8. 2 fr.

DESNOS. **Considérations sur le diagnostic, le pronostic et la thérapeutique de quelques-unes des principales formes de la variole.** Grand in-8 de 8 pages. 50 c.

DESNOS et HUCHARD. **Des complications cardiaques dans la variole et notamment de la myocardite varioleuse.** In-8. 1 fr. 50

DESPRÉS, chirurgien de l'hôpital de Lourcine, professeur agrégé, etc. **Traité iconographique de l'ulcération et des ulcères du col de l'utérus.** 1 vol. in-8, avec planches lithographiées et coloriées. 5 fr.

DUFOUR (E.). **De l'encombrement des asiles d'aliénés**, étude sur l'augmentation toujours croissante de la population des asiles d'aliénés; ses causes, ses inconvénients, et des moyens d'y remédier. Mémoire couronné par la Société de médecine de Gand. In-8 de 107 pages. 2 fr.

DUPIERRIS. **De l'efficacité des injections iodées dans la cavité de l'utérus pour arrêter les métrorrhagies qui succèdent à la délivrance**, et de leur action comme moyen préservatif de la fièvre puerpérale. In-8 de 96 pages. 2 fr.

DUPUY (PAUL). **Du libre arbitre.** Grand in-8 de 64 pages. 2 fr.

DUSART. **Recherches expérimentales sur le rôle physiologique et thérapeutique du phosphate de chaux.** 1 vol. in-12 de 158 pages. 2 fr.

EMIN. **Études sur les affections glaucomateuses de l'œil.** 1 vol. in-8 de 131 pages, avec 4 planches coloriées. 5 fr.

FAID. **Des troubles de la sensibilité générale dans la période secondaire de la syphilis**, et notamment de l'analgésie syphilitique. In-8 de 132 pag. 3 fr. 50

FANO. **Traité élémentaire de chirurgie.** Tome II, 1re part., 1 vol. in-8 de 495 pages, avec figures intercalées dans le texte. 6 fr.

Prix du tome I, complet. 13 fr.

L'ouvrage sera complet en 2 volumes.

FLAMAIN. **Étude sur les procédés opératoires applicables à l'amputation tibio-tarsienne.** In-8. 1 fr. 50

FORT. **Anatomie descriptive et dissection**, contenant un précis d'embryologie, la structure microscopique des organes et celle des tissus. 2e édition très-augmentée. 3 vol. in-12, avec 662 figures intercalées dans le texte. 25 fr.

FORT. **Manuel de pathologie et de clinique chirurgicales.** 1 vol. in-12 avec 135 figures intercalées dans le texte, cartonné en toile. 13 fr.

FORT. **Résumé d'anatomie.** 1 vol. in-32 de 520 pages, avec 73 figures intercalées dans le texte. 5 fr.

FOUCHER, professeur agrégé à la Faculté de médecine de Paris, chirurgien des hôpitaux, etc. **Traité du diagnostic des maladies chirurgicales**, avec appendice, et **le Traité des tumeurs**, par A. DESPRÉS, professeur agrégé à la Faculté de médecine de Paris, chirurgien des hôpitaux. 1 vol. in-8 de 1162 pages et 57 figures intercalées dans le texte, avec un joli cart. en toile. 1866 à 1869. 18 fr.

FOURNIER (ALFRED). **Fracastor : la Syphilis, 1530; le Mal français, 1546;** traduction et commentaires. 1 vol. in-12 de 210 pages. 2 fr. 50

GAUTIER (JULES). **De la fécondation artificielle dans le règne animal**, et de son emploi contre la stérilité. 1 vol. in-12 de 46 pages. 1 fr.

GIMBERT. **L'Eucalyptus globulus**; son importance en agriculture, en hygiène et en médecine. Grand in-8 de 102 pages et 3 planches. 3 fr. 50

GOURVAT. **Physiologie expérimentale sur la digitale et la digitaline.** In-8. 2 fr.

GRAEFE (DE). **Des paralysies du muscle moteur de l'œil**, traduit de l'allemand par A. SICHEL, revu par le professeur. 1 vol. in-8 de 220 pages. 3 fr. 50

GRAVES. **Leçons de clinique médicale**, ouvrage traduit et annoté par le docteur Jaccoud, précédé d'une introduction par le professeur Trousseau. 3e édition, 2 vol. in-8. 20 fr.

GUICHARD (AMBROISE). **Recherches sur les injections utérines en dehors de l'état puerpéral.** Grand in-8 de 184 pages. 3 fr. 50

HAMEL. **Du rash variolique** (*Variolus rash* des Anglais). In-8 de 100 pages. 2 fr.

HERVIEUX. **Traité clinique et pratique des maladies puerpérales, suites de couches.** 2e part., 1 vol. in-8 de 536 pag. L'ouvrage complet, 1 vol. de 1165 pag., avec figures dans le texte. Le volume cartonné. 16 fr.

JACCOUD. **Traité de pathologie interne.** Tome I, deuxième partie. 1 vol. in-8 de 423 pages, avec figures et planches. 6 fr.
Tome II, première partie (1871), 1 vol. in-8 de 412 pages. 6 fr.
Tome II, deuxième partie. 1 vol. in-8 de 480 pages et 21 planches. 7 fr.
L'ouvrage complet en 2 volumes. 25 fr.

HALLOPEAU. **Des accidents convulsifs dans les maladies de la moelle épinière.** In-8. 2 fr.

JOB. **Malades et blessés** : ambulance de l'hôpital Rothschild pendant le siége de Paris. In-8. 2 fr.

LAMBERT (DE). **De l'emploi des affusions froides dans le traitement de la fièvre typhoïde et des fièvres éruptives.** In-8 de 75 pages. 2 fr.

LAMBLIN. **Étude sur la lèpre tuberculeuse, ou éléphantiasis des Grecs,** 1 vol. in-8, ouvrage orné de gravures dans le texte. 3 fr. 50

LARGUIER DES BANCELS. **Étude sur le diagnostic et le traitement chirurgical des étranglements internes.** In-8 de 144 pages. 3 fr.

LARRIEU. **Des hémorrhagies rétiniennes.** In-8 de 118 pages. 2 fr. 50

LATOUR. **Journal du bombardement de Châtillon**, avril et mai 1871. In-8. 2 fr.

LAUGAUDIN. **Contribution aux indications curatives des eaux de Royat.** In-8 de 190 pages. 2 fr.

LAURENT (CH.). **De l'hyoscyamine et de la daturine**, étude physiologique, application thérapeutique. Grand in-8 de 123 pages, avec figures. 3 fr.

LE BOEUF. **Étude critique sur l'expectation dans la pneumonie.** Grand in-8 de 98 pages. 2 fr.

LERICHE. **Du spina bifida crânien.** In-8, avec figures. 2 fr.

LETEURTRE. **Documents pour servir à l'histoire du seigle ergoté.** In-8 de 107 pages. 2 fr.

MAGNAN. **Étude expérimentale et clinique sur l'alcoolisme.** In-8 de 46 p. 2 fr.

MALLEZ et A. TRIPIER. **De la guérison durable des rétrécissements de l'urèthre par la galvanocaustique chimique.** Mémoire couronné par l'Académie de médecine. In-8 de 35 pages, avec figures dans le texte, *deuxième édition*. 2 fr.

MARTIN (GUSTAVE). **Études sur les plaies artérielles de la main et de la partie antérieure de l'avant-bras.** In-8 de 88 pages. 2 fr.

MARTIN. **De la circoncision**, avec un nouvel appareil inventé par l'auteur pour faire la circoncision. Nouveau procédé pour le débridement du phimosis congénital. Grand in-8 de 88 pages. 2 fr.

MASSEY (LUCIEN). **Mémoire sur le traitement médical et la guérison des affections cancéreuses**, suivi d'une Note sur le traitement de la syphilis. In-8 de 30 pages. 1 fr.

MOREAU-WOLF. **Des rétrécissements de l'urèthre et de leur guérison radicale et instantanée par un procédé nouveau**, la *divulsion rétrograde*. Grand in-8 de 100 pages, avec figures dans le texte. 3 fr.

MOURA. **Angines aiguës ou graves**; origine, nature, traitement. In-8 de 68 pages. 2 fr.

NIÈPCE. **Quelques considérations sur le crétinisme**. In-8. 1 fr. 75

NONAT. Ancien médecin de la Charité, agrégé libre de la Faculté de Paris. **Traité pratique des maladies de l'utérus, de ses annexes et des organes génitaux-externes.** 2e édition revue et augmentée avec la collaboration du docteur LINAS. 1 fort vol. in-8, avec figures dans le texte. 15 fr.

NYSTROM. **Du pied et de la forme hygiénique des chaussures**, avec une Préface du professeur SANTESSON, traduction de la 2e édition suédoise. In-8 de 46 pages, avec figures dans le texte. 1 fr. 50

OFF. **Des altérations de l'œil dans l'albuminurie et le diabète**. In-8 de 180 pages, avec 2 planches en chromolithographie. 4 fr. 50

OLLIER DE MARICHARD et PRUNER-BEY. **Les Carthaginois en France, la Colonie libo-phénicienne du Liby.** Gr. in-8 de 50 pages, avec 2 tableaux et 6 planches. 7 fr.

PÉAN et MALASSEZ. **Étude clinique sur les ulcérations anales**. 1 vol. in-8, avec figures et 4 pl. coloriées. 6 fr.

PÉNIÈRES. **Des résections du genou**. In-8, de 120 pages. 3 fr.

PERIER (G.). **Guide aux eaux de Bourbon-l'Archambault descriptif et médical**. 1 vol. in-12 de 242 pages. 2 fr. 50

PÉRONNE (CHARLES). **De l'alcoolisme dans ses rapports avec le traumatisme**. In-8 de 155 pages. 3 fr. 50

PÈTRASU. **De la tuberculose péritonéale étudiée principalement chez l'adulte** (Anatomie pathologique et forme clinique). In-8 de 78 pages. 2 fr.

PÉTRINI. **Des injections hypodermiques de chlorhydrate de narcéine**. In-8, avec tracées sphygmographiques. 2 fr.

PHÉLIPPEAUX. **Étude pratique sur les frictions et le massage**, ou Guide du médecin masseur. In-8 de 187 pages, avec un joli cartonnage en toile. 3 fr.

PIORRY. **Clinique médico-chirurgicale de la ville**, résumé et exposition de la doctrine et de la nomenclature organo-pathologique, observations et réflexions cliniques. 1 vol. in-8. 6 fr.

PRAT. **Du panaris**. In-8 de 104 pages. 2 fr.

PUTÉGNAT. **Quelques faits d'obstétricie.** 1 vol. in-8. 7 fr.

RATHERY. **Essai sur le diagnostic des tumeurs intra-abdominales chez les enfants**. In-8 de 136 pages. 2 fr. 50

RAYMOND (TH.). **Opérations préliminaires à l'extirpation des tumeurs** (écrasement linéaire, — galvanocaustie). De leur combinaison. In-8 de 100 pages. 2 fr.

REGNAULT (PAUL). **De l'hygroma du genou.** Traitement par la ponction suivie d'injection iodée. In-8 de 58 pages. 1 fr. 50

RELIQUET. **Action des courants électriques continus sur les spasmes de la vessie, de l'urèthre et des uretères causés par des graviers rénaux.** Grand in-8 de 7 pages. 50 c.

— **Incrustations calcaires de la paroi vésicale et pierre volumineuse immobile non adhérente.** In-8 de 15 pages. 50 c.

— **Traité des opérations des voies urinaires.** 1 vol. in-8 de 820 pages, avec figures dans le texte. Le volume cartonné en toile. 11 fr.

Ouvrage couronné par l'Académie de médecine.

REZARD DE WOUVES. **Causes de l'abandon et de la mortalité des nouveau-nés et des moyens de les restreindre.** In-8 de 22 pages. 1 fr.

RIGAUD (ÉMILE). **Examen clinique de 396 cas de rétrécissement du bassin observés à la Maternité de Paris de 1860 à 1870.** In-8 de 143 pages. 3 fr.

RIZZOLI, le professeur (de Bologne). **Pratique chirurgicale.** Traduction du docteur ANDREINI. 1 vol. grand in-8 d'environ 600 pages, accompagné de 102 figures. 10 fr.

ROALDÈS (de). **Des fractures compliquées de la cuisse par armes à feu.** In-8. 2 fr.

ROUBAUD (FÉLIX). **Les eaux minérales dans le traitement des affections utérines.** In-8 de 190 pages. 2 fr. 50

ROUDANOWSKY. **Études photographiques sur le système nerveux de l'homme et de quelques animaux supérieurs, d'après les coupes de tissu nerveux congelés.** In-8 de 64 pages, avec atlas in-folio de XVI planches contenant 165 photographies. *Deuxième édition*, revue et corrigée. 170 fr.

Le texte se vend séparément. 3 fr.

ROUGE, chirurgien de l'hôpital cantonal de Lausanne. **L'uranoplastie et les divisions congénitales du palais.** In-8, avec figures intercalées dans le texte. 3 fr.

ROUVILLE (PAUL DE). **Session de la Société géologique de France à Montpellier** (octobre 1868). Compte rendu. In-8 de 154 pages, avec 21 planches. 7 fr.

SAISON. **Diagnostic des manifestations secondaires de la syphilis sur la langue.** In-8. 1 fr. 50

SAPPEY. **Traité d'anatomie descriptive.** *Deuxième édition*, entièrement refondue. Tome III : NÉVROLOGIE et ORGANES DES SENS. 1 vol. in-8, avec figures intercalées dans le texte. 12 fr.

Prix des tomes I et II. 24 fr.

Prix de l'ouvrage complet. 48 fr.

SCAGLIA. **Des différentes formes de l'ovarite aiguë.** In-8 de 116 pages. 2 fr.

SOULIGOUX. **De la durée du traitement thermal à Vichy.** In-8 de 15 pag. 50 c.

TACHARD. **De l'électricité appliquée à l'art des accouchements.** In-8. 1 fr. 50

TARNOWSKY. **Aphasie syphilitique.** In-8 de 131 pages. 3 fr.

THOMPSON. **Traité des maladies chroniques**, trad. de l'anglais. In-12 de 72 pages. 1 fr.

TOUTAIN. **Nouvelle méthode d'application de l'électricité pour la guérison des maladies.** 1 vol. in-12 de 352 pages. 5 fr.

TROELTSCH (DE). **Traité pratique des maladies de l'oreille**, traduit de l'allemand sur la 4e édition (1868), par les docteurs A. KUHN et D. M. LEVI. 1 vol. in-8 de 560 pages, avec figures dans le texte. Le volume cartonné en toile. 8 fr. 50

VILLARD. **Étude sur le cancer primitif des voies biliaires.** In-8. 1 fr. 50

VISCA. **Du vaginisme.** In-8 de 148 pages. 2 fr. 50

VOYET. **De quelques observations de thoracentèse chez les enfants.** In-8 de 100 pages. 2 fr.

WECKER et JÆGER. **Traité des maladies du fond de l'œil.** 1 vol. in-8, accompagné d'un atlas de 29 planches en chromolithographie. 35 fr.

Bulletins de la Société anatomique de Paris. Anatomie normale, anatomie pathologique, clinique. Abonnement à l'année courante. 1 vol. in-8. 7 fr.

Comptes rendus des séances et Mémoires de la Société de biologie. Abonnement à l'année courante. 1 vol. in-8 avec figures coloriées. 7 fr.

Revue photographique des hôpitaux de Paris. Abonnement à l'année courante. 1 vol. in-8 avec 36 photographies. 20 fr.

— Année 1869. Grand in-8 de 192 pages avec 36 photographies et figures dans le texte. Relié en 1 vol. demi-chagrin non rogné et doré en tête. 25 fr.

— Année 1870. Grand in-8 de 256 pages avec 32 photographies et figures intercalées dans le texte. Rel. 25 fr.

— Année 1871. Grand in-8 de 320 pages et 36 photographies. Rel. 25 fr.

WOILLEZ. **Traité clinique des maladies aiguës des organes respiratoires.** 1 vol. in-8, de 700 pages avec 93 figures intercalées dans le texte et 8 planches gravées. 12 fr.

Le même, avec figures coloriées et le volume cartonné. 14 fr.

ENVOI FRANCO PAR LA POSTE, CONTRE UN MANDAT.

PARIS. — IMPRIMERIE DE E. MARTINET, RUE MIGNON, 2.

www.ingramcontent.com/pod-product-compliance
Ingram Content Group UK Ltd.
Pitfield, Milton Keynes, MK11 3LW, UK
UKHW020315230726
13925UKWH00002B/427

9 782014 04736